精神
心理
健康
系列
丛书

Mental Health

心理创伤干预手册

主　编：肖劲松　刘忠纯　章军建

副主编：王慧玲　刘登华　陈　静

　　　　易　军　吕　娜　李晓宁

编　者：曹　婧　陈腊梅　邓彩虹　丁晓敏

　　　　杜洺君　段媛婕　范静怡　高　晨

　　　　高永哲　黄桂林　李　磊　刘　博

　　　　吕　娜　秦红娟　孙慧敏　王　兵

　　　　王海云　王　淼　王　晶　王　静

　　　　王　兰　徐志鹏　郑　涵　钟向丹

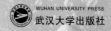

WUHAN UNIVERSITY PRESS
武汉大学出版社

图书在版编目(CIP)数据

心理创伤干预手册/肖劲松,刘忠纯,章军建主编.—武汉:武汉
大学出版社,2021.10
ISBN 978-7-307-22268-7

Ⅰ.心… Ⅱ.①肖… ②刘… ③章… Ⅲ.①精神疗法—手册
②心理干预—手册 Ⅳ.①R749.055-62 ②R493-62

中国版本图书馆 CIP 数据核字(2021)第 070737 号

责任编辑:李 旸 责任校对:李孟潇 整体设计:韩闻锦

出版发行:**武汉大学出版社** (430072 武昌 珞珈山)
(电子邮箱:cbs22@ whu.edu.cn 网址:www.wdp.com.cn)
印刷:武汉中科兴业印务有限公司
开本:880×1230 1/32 印张:5.125 字数:90 千字 插页:1
版次:2021 年 10 月第 1 版 2021 年 10 月第 1 次印刷
ISBN 978-7-307-22268-7 定价:30.00 元

前　言

2020 年，世界各地都在经历着一场前所未有的新冠肺炎的健康浩劫。当我们浴血奋战，终于迎来抗击新冠肺炎疫情阶段性胜利，另一条战线已随之开辟，这就是疫情后心理创伤的抚慰。做好心理疏导、应对心理创伤是习近平总书记在武汉视察疫情防控时做的重要指示，也是广大精神心理工作者的工作重点。目前，国家系统性的应对疫情后心理创伤干预措施已经开始落实，亟待一本与本次疫情相关的规范的心理干预指南问世，以指导下一步工作。为规范我们的工作，响应一线工作人员呼声，我们组织了武汉大学中南医院、武汉大学人民医院、同济医院、梨园医院、武汉市精神卫生中心等多位著名专家，参照国内外创伤理论及实践进展的部分文献，吸收其精华，并结合中国的实际情况，编写了《心理创伤干预手册》一书。

本书是为开展心理创伤抚慰工作的心理咨询师准备的手边速查指南。对一些心理学爱好者及心理创伤患者本人，也具有一定的参考价值。本书主要针对有效的干预需要对创伤及其效应有精确的理解、评估和咨询实践。从心理创伤的实质、创伤事件之后伴随的症状和障碍开始，聚焦于评估创伤的策略和该领域的评估与干预工具。本手册旨在激活人类自我治愈能力、面对巨大挑战的能力，并继续成长；提高疫情心理创伤干预的科学性、规范性，以及干预的有效率，为广大的人民服务。

从古到今，人类发展的历史，往往都伴随着恶性疾病、自然灾害、环境污染等天灾人祸的发生，每一次重大事件都会在人类历史上留下难以磨灭的印记。对经历了这些事件的人们来说，他们所面对的生命威胁、身体痛苦、心理创伤，都是无比巨大且难以言表的。而这些灾难最终都是以人类文明的胜利而告终，必将推动着人类社会不断向前发展。

对于广大心理工作者来说，我们的工作刚刚开始，我们有着庞大的精神卫生人员、心理健康专业人员以及社会志愿者团队，我们将用自己的满腔热情和专业素养，为经历过疫情的广大人民群众提供强大的心理健康保障，为国家筑起一道心理干预的万里长城。

　　本书的出版得到了国家重点研发计划（2018YFC1314600）资助。

肖劲松

2020 年 4 月 18 日于武汉东湖

目　录

第三部分　其余疫情常见心理问题的解答

第一部分

新冠肺炎疫情创伤的评估

第一章
疫情后常见的心理创伤反应

　　新冠肺炎疫情突然暴发、不断扩散，政府部门采取一系列严格的"战时防控措施"，一夜之间改变了我们如此熟悉的日常生活方式：高速公路关闭，街道冷冷清清，商场关门，店铺熄灯，学校停课，公司停业，与之形成强烈对比的是，去医院看病的人络绎不绝，忙碌的场景之下却危机四伏，医院成了病毒传播的高危场所。

　　在这种情形下，每个人都不可避免地经历着这个共同的应激事件带来的影响。不同的人对于这个应激事件的反应各有不同，程度稍轻的也许只是情绪和心理上的波动而已，但持续时间较长的疫情防控，对人们的整体的影响必定是偏消极和负面的。社会应激事件发生的频率和刺激的严重程度，会很大程度上影响到受刺激主体的心理创伤反应程度。对具有不同社会文化背景和个体素质的人来说，面对同等应激事件的刺激强度，其心理创伤的反应和表现也有所不同；对已经遭受心理创伤的人来讲，他的家庭、朋友等社会的接纳和支持程度不同，其心理创伤反应的程度、表现形式、持续时间、康复进程等也会有所不同。可以说，社会应激事件所造成的心理创伤反应的严重程度取决于应激事件发生的频率、严重程度，受刺激个体的心理创伤承受阈限，社会的接纳和支持程度等因素。

总体来讲，新冠肺炎疫情下不同个体的心理创伤反应，根据严重程度可以分为两类：常见心理创伤反应和严重心理应激反应（包括急性应激障碍、创伤后应激障碍等）。具体表现如下所述。

一、常见心理创伤反应及表现

常见心理创伤反应根据其情绪类型特点、行为模式表现，以及社会危害性特征，主要包括以下几种反应类型及表现形式：

（一）焦虑情绪与强迫症状

焦虑是一种较为普遍的情绪反应，是人们面对困难、危机等环境刺激产生的一种担忧、紧张、不安的综合情绪体验，俗称"危机感"。对正常人来说，适度的焦虑情绪可以充分调动人的机能和力量去解决问题，但当焦虑的程度、躯体反应表现和持续时间超过了一定程度，就会影响人的正常社会功能。过度的焦虑情绪有时会引发个体的强迫症状。

强迫是以强迫思维和强迫行为为主要表现的一种神经精神症状。强迫与焦虑情绪有关，但以强迫与反强迫并存为主要特点，表现为经常出现毫无意义、违背自己意愿的想法或行为，虽然症状主体感受到了冲动并极力抵抗，但始终无法控制。这种强迫与反强迫的强烈冲突，使其感受到了巨大的焦虑和痛苦，从而影响学习、工作、生活起居以及人际交往等。强迫的诱发因素主要与遗传、生理特征、人格特征、社会环境等有关，人格特征常具有完美主义倾向，对自己或他人高标准严要求、过分谨小慎微、责任感过强，凡事要求尽善尽美，处理事件教条、缺乏弹性等，其内心往往充满了焦虑和矛盾冲突。因此，需要适时地进行心理干预，缓解焦虑或强迫症状带来的痛苦。

疫情发生后，由于对疾病传播不可预知的紧张感和严格防控过程的压迫感，人们最常见的心理创伤反应表现为焦虑情绪及躯体化反应，其中也包括强迫思维和强迫行为的一些特征：

1. 过度关注

疫情数量会即时变化，所以每隔几秒钟、几分钟就要去看手机，数字变了多少，反复地询问、求证，索取大量的相关信息，甚至是无用信息；担心门窗没锁好，每天都要反复确认好几次；担心家人被隔离或确诊，反复打电话或发信息询问；担心自己病情恶化，反复测量体温和关注身体感受。

2. 过度防护

担心隔离在家食物、口罩、消毒剂等物资不够，反复买、买、买，囤积大量多余的资源，甚至有的食物腐烂变质；担心病毒会从窗户飘进来，所以不敢碰；担心下水道会有病毒散出来，所以不敢碰；担心电梯按键和门把手上有病毒，不敢直接接触；只要是外出办事，无论室内室外，从头到脚，从内到外，"多重防护，全副武装"。

3. 过度消杀

担心衣服上有病毒，所以要洗干净并高温杀菌、紫外线消毒；担心快递包裹外面有病毒，所以不敢碰，或喷洒消毒药水；反复对自己触摸的物体或裸露在外的皮肤进行消毒。

4. 过度清洁

担心手碰到的东西有病毒，所以要反复洗手；担心蔬菜表面沾有病毒，所以要反复清洗；外卖食品在食用前必须进行高温加热。

5. 强迫行为

紧盯着电脑下载文件的进度条从 0% 到 100%；购物花的钱最好是整数，不要有零头；手机号码必须是有规律的数字；家居布置必须是规则的或对称的。

6. 其他表现

心神不宁、坐立不安，情绪不稳定、易激惹，爱发脾气，以及全身出汗、心跳加快、口干等神经功能紊乱的表现。

其他的焦虑情绪还包括：疫情期间衣食起居的焦虑；学业、升学的焦虑，事业、前途的焦虑；家庭、夫妻、亲子关系的焦虑；身体、健康、成长、衰老的焦虑；娱乐活动、兴趣爱好、宗教信仰的焦虑等。

（二）多疑情绪

多疑是一种神经过敏、疑神疑鬼的消极情绪。多疑从根本上来讲是基于错误的认知而建立起来的不合理的思维定势，表现为把现实中的不相关事件通过想象联系到一起，或者根据细枝末节、无关紧要的随机事件"制造"出某些结论性依据来支持自己不合理的想法。多疑情绪会把别人正常的行为或善意的举动误解为危险、怀有敌意、欺骗、暗算、阴谋诡计等，产生耿耿于怀、闷闷不乐、心情郁结等反常的情绪反应，或者对别人针锋相对、反唇相讥，甚至因怀疑而发生攻击、伤人等违法犯罪行为，导致自己正常的社交功能受损，社会秩序也遭到破坏。因此，我们需要通过心理干预来缓解这种多疑情绪。

疫情发生后，多疑情绪主要体现为对特定群体人员毫无根据的怀疑和偏见。例如，凡是遇到和湖北及武汉相关的人员，或者听到别人偶尔咳嗽，都臆断成"患者"，从而拒绝与其进行正常的社交活动，对其躲避甚至辱骂、殴打、驱赶。

另一类多疑情绪主要体现为对某些政府政策、媒体报道、社会公众事件、个人社交媒体的信息等，进行没有依据、没有逻辑甚至无端地猜忌和指责，一叶障目、以偏概全，使带有狭隘和偏见的"阴谋论"甚嚣尘上。

（三）疑病情绪

疑病是一种过度关注自身的健康状况并因此臆断自己身患某些重大疾病的不良情绪状态。疑病者会把人体正常的生理反应或者一些轻微的身体不适主观臆断成某些重大疾病的先兆或症状，并对此深信不疑，从而引起许多继发的不良情绪、心理或躯体化反应。带有疑病情绪的人常常擅自买药、吃药或四处求医，自感迫切需要治疗，最终却得不到实质上的疾病诊断结果。

疫情发生后，一些带有疑病情绪的人，会凭着主观感受和非专业的判断对新闻媒体报道不够充分的"新冠肺炎患者的潜伏期或早期症状"的描述来跟自己的健康状况"对号入座"，从而怀疑自己得了"新冠肺炎"，并反复回忆自己可能暴露在病毒传播下的细节，对"被感染新冠肺炎"的结果更加确信无疑。在其多次去医院看病并排除患病的过程中，反而增加了在医院被交叉感染的可能性。疑病情绪所引起的躯体化反应，也会破坏人体原本完好的免疫力。

一般来说，常见疑病现象常伴有以下症状：

（1）因喝热水或紧张引起的体温升高；

（2）因受风寒引起的身体畏寒；

（3）因居家隔离和不良生活规律引起的头晕、乏力；

（4）因缺乏运动引起的食欲不振；

（5）因食管反流引起的胸闷；

（6）因上呼吸道感染和支气管炎引起的气喘、咳嗽；

（7）因鼻炎引起的鼻塞、少痰（鼻分泌物倒流）；

（8）因咽炎引起的咽痛、咽痒、轻微干咳；

（9）因没有任何身体不适联想到"无症状感染者"等。

由于对新冠肺炎病毒的认识从未知到不断深入，加上疫情暴发后的防控形势非常严峻，导致产生这类"疑病"群体的数量众多，进而增加了疫情的防控难度，也带来了巨大的防控隐患。因此，必须通过官方发布的相关知识普及和适当的心理干预来缓解这些群体的疑病情绪。

（四）恐惧情绪

恐惧是指对特定的人、物、场景产生无法控制的紧张、不安、害怕并尽力回避的情绪体验，有时自己意识到这种状态的不合理性，但又无法摆脱。恐惧情绪和生理因素及人格特征有关，也受到环境因素和特定应激事件的影响。具有幼稚、胆小、羞怯、依赖、内向等人格特征的群体更容易诱发恐惧情绪，进而采取回避行为，严重影响正常的社交活动和日常生活，有些患有躯体疾病或心理疾病的患者由此病情加重。

新冠肺炎病毒具有很强的传播性，部分患者会迅速发展为重症甚至死亡，导致恐惧情绪不断在人群中产生并蔓延，主要表现为：

（1）对医院的恐惧，即使出现了身体不适和典型疾病症状，也不敢去医院就诊；

（2）对空气流通的恐惧，不敢开窗，害怕自然风把病毒带进家里；

（3）对下水道的恐惧，不敢使用，即使"被迫"使用时也非常紧张，平时都封住下水道；

（4）对外来食品和包装的恐惧，不敢直接接触，反复消杀，甚至拒绝外来物品；

（5）对公共场所的恐惧，感觉别人都是"患者"，不敢与人交流或近距离接触，甚至长时间足不出户，包括拒绝正常的、安全的外出行为；

（6）对基层服务人员和医护人员的恐惧，只要见到救护车和疫情防控人员进入社区，就吓得瑟瑟发抖，担心是来收治或隔离自己和家人的。

正常的人群可以通过政府组织、权威机构、专业人物、新闻媒体的正确引导和知识普及来完善对疫情的认识，消除恐惧情绪。具有特定人格特征的群体的恐惧情绪会极大地影响他（她）们对于疫情相关信息的正确识别和判断，进而导致一系列危害社会的行为，如片面认识、编造谣言、缺乏判断、传播谣言、盲目从众、轻信谣言等。举例来说，发生在疫情期间的抢购囤积食品、药品、口罩、消毒液，参与封建迷信活动，轻信网络诈骗并上当等，都和对疫情的恐惧情绪有关。这类人群需要通过适当的心理干预，来缓解恐惧情绪，恢复其正常的社会功能。

（五）抑郁情绪

抑郁是一种显著的情绪低落的情绪状态，主要表现为情绪低落、思维迟缓、意志活动减退，严重者有认知功能损害甚至有悲观厌世及自杀行为。抑郁情绪与个人的生物学因素及心理气质因素有关，也会受到社会因素及应激性事件的影响。抑郁情绪会影响个人的学习、工作、生活和社交活动，主要表现为对生活失去兴趣、表情淡漠、目光呆滞、情绪低落、悲观易哭泣、反应迟缓、乏力、食欲不振或暴饮暴食、记忆力下降、性欲减退、体重下降、情绪不稳易激惹，严重的会出现内分泌紊乱、认知功能损害、注意力障碍、睡眠障碍等，甚至有自伤或自杀行为，对个人的危害很大。单纯的具有抑郁情绪的人一般难以自知，需要家属或密切接触的人提供线索并求助。但合并焦虑情绪的人群，会通过对自身健康的关注觉察到抑郁情绪的存在，可能会及时求助。

疫情发生后，不同群体所处的环境不同，抑郁的诱发因素也各不相同：

（1）有高强度的工作负荷、高危的工作环境、公众关注的工作性质，再加上个体自身家庭、健康、人际关系、职业认可、情感状态等因素，因倦怠感和失控感诱发的抑郁情绪；

（2）有隔离在家、无法外出、工作停滞、计划落空、除了吃和睡以外无所事事的失落感诱发的抑郁情绪；

（3）有身处异地、家人分离、处处受排斥、不被接纳，最后终于在陌生的环境中被隔离、空虚寂寞但又无能为力的挫败感诱发的抑郁情绪；

（4）有被确诊新冠肺炎，患病过程中因身体的病痛、精神的折磨、悲观沮丧、传染家人的悔恨自责等产生的抑郁情绪，这类抑郁情绪会降低患者的免疫力，给疾病的治疗和康复带来非常不利的影响；

（5）在疫情的大环境下，急须外界提供帮助的特殊人群、其他疾病患者，因物资供应受限、救助不及时导致悲观失望、绝望无助，从而产生悲观厌世的抑郁情绪。

抑郁情绪的发生具有广泛性和隐蔽性，针对不同类别的抑郁人群，心理援助的普及和宣传活动需要深入社区、医院、福利院、监狱等各个领域，做到主动宣传，广泛筛查，把心理健康知识普及到各类人群和生活的方方面面。

（六）睡眠障碍

睡眠障碍包括睡眠失调和异态睡眠，是指睡眠时长异常、睡眠状态异常或者睡眠、觉醒正常节律性交替紊乱的非正常睡眠状态，如入睡困难、清晨早醒、绝对睡眠时间缩短、白天困倦和精力匮乏而影响到正常的生活质量等。

睡眠障碍与多种因素有关：躯体疾病（包括心脑血管疾病、呼吸系统疾病、消化系统疾病等），心理疾病（包括恐惧症、焦虑症、疑病症、强迫症、抑郁症等），环境因素（包括声音、光线、震动、温度、触感等环境刺激），饮食和药物因素（包括咖啡、可乐、浓茶、药物等刺激）。另外，某些特定群体会因为应激性社会事件引起应激性的睡眠障碍。

疫情发生后，除疫情这一社会应激事件带给人们身心巨大的冲击外，其他诱发因素也会导致不同社会角色的群体出现睡眠障碍。其中包括：

（1）由于长时间高负荷工作，一线医护人员及社区管理人员承受着巨大的心理负担，导致部分人出现睡眠障碍；

（2）新冠肺炎重症患者，承受着躯体疾病痛苦和巨大的心理负担，面对生死和意志的双重考验，也容易产生睡眠障碍；

（3）具有基础性疾病和神经性疾病的特殊群体，由于原有的社会支持体系被打破以及药品资源供应紧张等状况，导致疾病护理和康复出现了支持匮乏的情况，进而诱发这类群体的睡眠障碍；

（4）被集中隔离的疑似病例、密切接触者、方舱医院的轻症患者，这类群体生活在人员集中的大厅，可能会诱发对疾病的焦虑与恐惧情绪，加上集体环境的相互影响，也容易诱发群体的睡眠障碍；

（5）由于生活物资和活动空间的限制，居家隔离的普通人原有的生活规律和活动范围被打破，容易诱发烦闷和压抑情绪，进而产生睡眠障碍。

（七）自卑与自责心理

自卑是在和别人比较时对自己过低的评价以及无价值感的情绪体验。积极的自责是自我批评和勇于承担的表现，消极的自责表现为过度地责备自己因而产生沮丧、悔恨、郁闷、绝望等情绪体验。

疫情发生后，湖北人或武汉人遭到一些歧视、排斥等不公正对待，部分人产生自卑心理，有些人甚至有潜在的发病症状，可能会刻意隐瞒身份和活动轨迹。这些非正常心理和错误的行为，会给疫情防控带来极大的隐患。

有些疑似或确诊患者，由于对感染病毒毫无察觉，无意间传染给家人、亲朋、邻居或同事，因此产生严重的自责心理，情绪低落、沮丧，甚至可能出现离家出走、自杀

15

等极端行为，给社会秩序造成了不利的影响。

因此，对这类群体及时、必要地进行心理干预，将会对社会秩序的恢复和疫情防控起到重要作用。

（八）愤怒、冲动和攻击行为

愤怒是指愿望无法实现或实现目的行动受到挫折时所引起的强烈的紧张和不愉快的情绪体验。冲动是指在强烈的感情刺激下，缺少理性和自控能力，做事鲁莽不考虑后果。冲动行为都是在冲动念头驱动下产生的，带有盲目性、非理性的特点。愤怒情绪状态下，表现出来的行为常常带有攻击性。与愤怒和冲动相对应的是理性地沟通和思考。

疫情发生后，疾病威胁、严控措施打破了很多人的生活节奏和规律，改变了很多人正常的生活状态，有的人被迫留守岗位，有的人被隔离在家里，有的人滞留在异国他乡，诱发了很多不满和怨恨情绪。一些缺乏理性思考和良好沟通的人常常根据网络上的只言片语、一面之词，或者现实中的表面现象，产生愤怒和冲动情绪，对特定群体或事件发起了语言文字甚至身体上的攻击，造成了非常恶劣的社会影响。我们熟知的例子就是"对湖北人或武汉人的歧视与攻击""国外某些外籍人士对亚裔群体的攻击行为""对公众人物和事件的网络攻击和谩骂"，等等。

面对这些群体，我们不能以暴制暴，更需要用理性的方法加强沟通，化解矛盾。例如，通过媒体公布更多事实的真相，通过心理干预缓解其内心的愤怒情绪等。而最终全社会应该坚守的底线是"一切行为必须要在法律的监管之下"。

（九）盲目乐观或冷漠

乐观是指面对挫折和困难时采取积极向上的态度去应对，这是一个正面的态度。而盲目乐观是指在缺乏客观事实条件的基础之上，采取过度激进的行为方式，对社会和事件本身具有消极和负面的影响。冷漠是对待他人或者事件采取狭隘和自私的应对心态，冷漠对于社会协作和人际关系具有明显的危害。

新冠肺炎疫情是一场全人类与疾病的战争。在我国，抗击疫情，除了党和国家的领导、医护人员的救治、社会力量的援助以外，还需要每名社会成员的理解和支持，每个社会成员都不能置身事外。人们既不能忽视现阶段的防控形势与规定，盲目乐观、投机取巧、鲁莽行事，也不能以冷漠的态度冷眼旁观、事不关己高高挂起。忽视、漠视或冷漠最终伤害的不仅仅是个人的利益，更会消解全社会付出的艰辛和努力。对盲目乐观者和冷漠者，我们除了提供及时的心理干预外，还需要用法律的手段去加以约束，以保护全国人民在"抗疫"战争中守望相助的"胜利果实"。

除了以上总结的常见心理创伤反应及表现以外，还有一些特殊的行为及表现，需要心理工作者在实践中不断发现、研究、总结，为后续的心理干预工作提供有益的参考和指导。

二、严重心理应激反应及表现

除了上述介绍的常见心理创伤反应以外，还有一些严重的心理应激反应，包括急性应激障碍和创伤后应激障碍等。

（一）急性应激障碍

急性应激障碍（acute stress disorder，ASD），也称急性应激反应，指的是个体在遭受到突然发生的严重的应激事件后，在短期内（一般几分钟到几小时不等）产生的一系列心理创伤反应（或精神障碍）。对不同年龄阶段的人来说，可能发生急性应激障碍的概率差异不大，青壮年群体稍多见，而且没有性别差异性，其主要表现为具有强烈恐惧体验的精神运动性兴奋、精神运动性抑制、木僵等。在适当的心理干预或治疗条件下，症状恢复期较短，一般几天到一个月，预后良好，可以完全恢复正常的社会功能。对急性应激障碍的个体，如果不进行及时和适当的心理干预和治疗，会在六个月之后发展成为创伤后应激障碍，甚至在两年后仍然会有创伤后应激障碍的症状。

疫情发生后，可能造成急性应激障碍的事件有：

（1）疾病类事件：自己的病被确诊为新冠肺炎并恶化，家人（尤其是配偶、父母或子女）被确诊为新冠肺炎患者且病情危重或死亡，自己或家人身患其他重大疾病无法得到有效救治，导致危重或死亡，孕期患病并最终流产等。

（2）冲突类事件：失业或被裁员，官员被处罚，失恋或离婚，隔离期间的家庭内部冲突并引起严重后果；为争夺医疗资源、生存资源发生严重冲突；严重的医患矛盾冲突；基层公务人员与群众之间因隔离管理发生的严重矛盾冲突；湖北人（武汉人）在异地遭遇到的歧视和不公正待遇类的严重矛盾冲突或者其他严重的人际关系冲突等。

（3）刑事类事件：自己（或家人）遭遇重大的财产损失，受到严重的身体伤害或致残（致死），精神遭受巨大的侮辱，名誉遭受严重的侵害，由于各种原因导致触犯法律并被处罚等。

（4）意外类事件：自然灾害意外，交通意外，水、火、煤气、坠落等生活意外等造成的生命、健康或财产损失。

急性应激障碍的主要表现为：

（1）意识改变：出现茫然、麻木、注意力范围变窄、意识模糊或范围受限，定向错误，情感反应迟钝，感受外界环境的能力变低，对周围环境变化体会到"不真实"和"恍惚"的感觉，人格或现实解体，对事件本身全部遗忘或选择性遗忘某些部分的解离性遗忘，在意识或梦境里再现创伤性社会应激事件的情境或当时的心理感受等意识上的改变。

（2）情绪改变：出现焦虑、抑郁、愤怒、绝望等激烈情绪反应。

（3）行为改变：社会活动减少，分离性木僵，与创伤体验相关的情境诱发的高度警觉和回避行为，逃跑、神游、情感爆发等过多的激越性活动。

（4）躯体症状：出现与自主神经过度唤起有关的躯体化反应，如睡眠障碍、心悸、烦躁、出汗、手抖、面赤等自主神经症状，严重的可出现思维联想松弛、片段的幻觉、妄想等精神性症状。

（二）创伤后应激障碍

创伤后应激障碍（post-traumatic stress disorder，PTSD）是指个体在遭受到突然发生的严重的心理创伤性社会应激事件后，出现的延迟性、持续性或继发性反应，常常发生在急性应激障碍后1个月到6个月，病程持续时间明显比急性应激障碍长得多，有的个体病程持续时间可达数年，比急性应激障碍的预后要差一些，且女性较男性更容易罹患。创伤后应激障碍的主要临床表现有三个，包括创伤性再体验、警觉性增高和回避。儿童与成人的临床表现不完全相同，有些症状是儿童所特有的。

（1）创伤性再体验：主要表现和急性应激障碍相似，在经历了心理创伤性社会应激事件后，在头脑记忆中反复自发地再现与应激事件相关的场景和事物，有些甚至有再次亲临应激事件发生现场的体验和感受，有些则反复在梦境中再现与应激事件相关的情景和事物，因此产生剧烈的恐惧感。例如：新冠肺炎重症患者体验过呼吸困难和濒死感，诱发了对疾病的强烈的焦虑、恐惧情绪，这种身体和精神上备受煎熬的感觉就是患者的应激源，有些患者直到康复出院后很久，仍然能够经常地在记忆中体验到或者在梦中感受到类似的场景、事物和强烈的恐惧感。

（2）警觉性提高：主要表现为持续的焦虑状态，情绪不稳定易激惹，惊跳反应增强，警觉性提高且注意力难以集中，部分患者可能会出现入睡困难、睡眠浅、夜间噩梦增多等睡眠障碍。

（3）回避和麻木：主要表现为在很长一段时间持续性地回避与创伤经历相关的情境或事物，出现选择性遗忘——无法回忆起与创伤有关联的事件细节，出现"情感麻木"的状态——拒绝参加与应激事件有关的活动，不愿意与人交往或参加正常的有意义的活动。例如，有些新冠肺炎确诊患者在疫情中失去家人后，避免谈及相关的话题，无法再次面对治疗的过程，甚至发展为拒绝去医院，希望从记忆中抹除这段痛苦的经历等。

（4）其他特殊症状：主要表现为物质滥用或成瘾，攻击行为，自伤或自杀等，这些行为往往是心理创伤后应激反应的替代和回避行为的表现。

（5）儿童特有症状：儿童的创伤后应激障碍特有症状主要表现为频繁梦魇，反复扮演应激性创伤事件的场景，玩与应激性创伤事件有关的主题游戏，面对与事件相关的事物时情绪激动或悲伤；分离性焦虑、喜欢黏人、不愿意离开父母等回避型症状；注意障碍、高度警惕、过度惊跳反应、易激惹、睡眠障碍等高度警觉症状；对于不同年龄段的儿童来说，其创伤后应激障碍的表现内容也不尽相同。

在疫情防控阶段，奋战在救治一线的医护人员长期处于高度应激状态，曾多次目睹战友牺牲在工作岗位上；坚守在社区的基层工作人员工作强度巨大，且饱受了不理解情况的群众的各种非议和指责；历经了病痛折磨的危重症患者，其中很多人被病魔夺去了至爱家人的生命……所有的一切都将会给他（她）们造成巨大的心理创伤。

如果出现急性应激障碍或创伤后应激障碍，对于一线医护人员和基层社区工作人员来说，将会大大降低其工作效率，造成工作失误，引起非常严重的安全事故；对于新冠肺炎确诊患者来说，将会影响临床治疗及康复的难度；对于其他各类群体来说，有可能造成负面的社会公众事件。因此，广泛普及并及早识别出应激障碍的特殊性群体，适时地进行心理干预和治疗，具有重要的临床意义和社会意义。

第二章
疫情创伤的评估

一、临床访谈中的评估

第一章主要介绍了疫情后常见的心理创伤反应，本章将重点描述如何对疫情后的心理创伤反应进行评估。首先是临床访谈中的评估，我们将从生命安全、心理稳定性、应激耐受性、创伤暴露经历和创伤效应五个方面进行说明。

（一）生命安全评估

在创伤发生后的临床评估中，第一步是要判断来访者的生命安全状况，确认其是否处于威胁自身生命或危害他人安全的情况中，评估时应主要关注如下方面：

➢ 来访者是否有自伤或者自杀行为？

➢ 来访者是否有攻击、伤害他人的倾向或行为？

➤ 来访者是否有急性生命危险（疾病、中毒等），以及肢体或身体功能丧失的危险？

➤ 来访者是否能够维护自身生存（如严重精神障碍导致其失去自主生活的能力）？

➤ 来访者所处的社会心理环境是否安全（如受到他人虐待）？

如果发现来访者正面临以上问题，接诊者或接诊机构需结合自身的实际情况判断来访者的后续处理方式，并确定是否需要转介到其他精神专科门诊、医院，或者法律和社会服务机构，最大程度地保护来访者和相关人员的生命安全。另外，在条件允许的情况下，可以邀请能够提供情感性支持的家人或朋友参与到治疗过程中，这有利于来访者的治疗和恢复。

（二）心理稳定性评估

心理稳定性评估是进行心理创伤评估的前提。刚经历过新冠肺炎疫情的个体，在接受评估时，内心可能还处于动荡阶段，情绪、认知等方面的稳定性相对较差。如果此时进行心理创伤的评估，不但会影响评估结果的准确性和后续的治疗，还有可能破坏来访者现有的心理平衡，造成二次伤害。

因此，在对来访者进行心理创伤评估前，必须先进行心理稳定性评价。当发现来访者处于心理紊乱状态时，要先进行心理稳定性干预，如减少外界环境刺激，提供心理支持等。待来访者心理状态达到相对稳定后，方可进行后续的评估。

（三）应激耐受性评估

应激耐受性评估在心理创伤评估中也需要关注。部分人在经历过疫情之后，并没有表现出明显的心理波动，但是在接受创伤事件相关的询问时，会表现出一种"激活反应"。这种反应往往是强烈的、侵袭性的，具有创伤特征，表现为高焦虑、高痛苦或者突然爆发的愤怒，并且伴随侵袭性创伤后的症状。

在访谈期间，正常水平的"激活反应"是有益的，但如果来访者无法调整自己的痛苦，访谈中的激活就会影响其心理状态的稳定性。因此，在与来访者讨论创伤相关问题时，需考虑其应激耐受性，避免过度激活，造成重复创伤。如果出现过度激活，治疗师需进行适当调整或暂停讨论，在保证来访者有能力接受创伤讨论的情况下再完成创伤评估。

(四) 创伤暴露经历评估

创伤暴露经历评估主要是通过非治疗性的方式收集、了解创伤性资料的过程。若来访者存在急性的心理症状，也可以先进行创伤效应评估。新冠肺炎经历者的创伤暴露经历主要与本次疫情相关，但也不能忽略历史创伤事件的影响。

为更好地了解创伤暴露经历，治疗师可以采用开放式、支持性和非判断式的问题呈现方式。例如，"如果可以的话，我想了解一些您在疫情期间发生的事情，这样我可以对您所经历的事情有更好的把握。这个过程中您如果感到任何不适，请随时告诉我"。为避免创伤史有遗漏，可准备一份结构化的创伤清单，有助于正式地评估所有相关的创伤类型。

评估创伤暴露经历时，有以下几条指导原则：

（1）正式访问前，治疗师要与来访者建立初步的信任关系，并了解其来访的主要原因。

（2）访问时要采用共情的方法，在舒适放松的氛围下讨论创伤经历，不进行判断式的询问。

（3）少用概念式的提问，多用行为定义。例如，如果你问来访者："疫情期间您有强迫性消毒行为吗？"她可能回答"没有"。但如果你问来访者："疫情期间您每天进行几次手部消毒？几次家居消毒？一般什么时候会发生消毒行为？"也许会得到不一样的答案。

（4）治疗师要关注来访者从未向其他人暴露过的信息，并给予来访者支持。

（5）讨论创伤经历可能引起强烈的不良感受，治疗师要肯定来访者的感受，并给予温和的支持。

（6）部分来访者在初次评估中可能不会完全暴露，必要时需进行再次评估。

（五）创伤效应评估

对创伤效应的评估主要针对过程反应和症状反应两个方面。

1. 过程反应评估

访谈过程中，通过对来访者的直接观察，治疗师可以凭借自己的知识经验和洞察力发现一些可能被心理测试遗漏的信息，主要包括激活反应、回避反应、情感失调和关系紊乱。

（1）激活反应。

激活反应是指触发刺激突然引起的创伤后情绪、记忆和认知反应。这些反应能帮助治疗师了解来访者创伤后应激的严重程度和创伤记忆被外界环境激活的程度。如果创伤是近期发生的，那中等程度的激活反应说明来访者还没有陷入麻木或者高回避的状态，他还有自我恢复的能力。但当来访者特别容易出现激活反应，而且激活的强度很高时，说明来访者可能处于严重的创伤后应激状态。

（2）回避反应。

回避反应是指个体会主动回避一些可能引起创伤体验的人或事，对来访者回避反应的观察既要关注可以看到的回避，也要重视治疗师预期会有激活但未激活的方面。

外显回避反应的常见表现包括：①访问过程中表现出明显的解离症状；②来访者主动报告出现解离症状，如来访者描述了灵魂出窍、感觉像在梦里等去人格化、去现实化症状；③来访者明显处于酒精或药物中毒状态；④主动回避，如来访者描述了自己努力回避可能会激发创伤后症状的人或事。

当治疗师预期会有激活但未激活，也未表现出明显回避反应时，一方面可能说明来访者对应激具有较好的心理复原力，但也有可能是因为来访者采取了不同的防御机制，因此在评估时需要加以区分。常见的防御主要包含：①情绪麻木；②解离性脱离：来访者表现出不能判断为明显解离症状的认知-情绪脱离；③思维压抑；④否认：来访者自我发展出一种理论，以减少自己与创伤、痛苦的联系；⑤拮抗焦虑行为：来访者使用酒精和药物缓解访谈过程中可能出现的焦虑反应。

回避反应一方面是对个体的一种保护机制，特别是在康复过程的早期，回避具有一定的适应性。但过度的回避会延缓个体症状的复原。如果在评估过程中存在严重的回避反应，说明可能存在严重的创伤后应激。

（3）情感失调。

情感失调是指个体在经历内在痛苦时，不能通过一些自我调节方式自行减少这些痛苦。一些创伤个体存在明显的情感调节困难，当他们在处理创伤记忆时，可能会受痛苦情绪影响而出现情感崩溃。评估复杂性创伤时要重点关注情感失调问题。情感失调问题我们可以通过以下症状进行识别：

① 心境波动，但波动不能归因于双向心境或环性心境障碍；

② 抑郁发作，一般症状严重，但时程短暂，可自行恢复；

③ 访谈中出现突发且较严重的情绪反应，并且很难平静下来；

④ 有自伤、自杀行为，或其他降低应激反应的行为

倾向；

⑤ 在激动情绪中突然出现解离反应。

当来访者出现上述情感失调症状时，治疗师可能还需要评估以下可能性：来访者是否有其他创伤史；来访者是否具有其他人格障碍，如边缘型人格障碍（以情感不稳定为主要特征）。

（4）关系紊乱。

在访谈中获得的人际关系信息可以反应出来访者看待重要人际关系的潜在认知图式、假设和信念，以及它们之间的联系，为后续的评估和治疗提供支持。

2. 症状反应评价

除了在评估过程中观察来访者的创伤反应，最重要的还要确定来访者当前的心理状态和心理功能水平，并了解与创伤暴露经历有关的主要症状。

（1）整体状况评估。

治疗师在询问具体的创伤相关问题前，要先整体地了解来访者的情况，主要包括：①精神病性症状；②意识状态或心理功能的改变；③人格功能改变；④心境问题。这些信息是大多数临床诊断和干预的基础。

（2）创伤相关症状评估。

在评估创伤相关的心理状态和症状时，来访者可能无法全面地暴露其创伤历史和创伤后的症状。因此，治疗者要尽可能全面地主动进行询问：

①创伤后应激症状，如侵袭性/再体验症状、回避性症状、过度唤醒症状；

②解离体验，如去人格化、去现实化、恍惚状态、游离或认知情感脱离、遗忘或时间缺失、身份转换或困扰；

③物质滥用，如酒精、药物的滥用；

④身心反应，如转换反应（瘫痪、麻木、失明、失聪）、心身反应、心因性疼痛；

⑤性问题，如性障碍、性恐惧和冲突；

⑥创伤相关的认知困扰，如低自尊、无助感、绝望感、过度或不恰当的内疚感、羞耻感、过高估计环境危险、对侵害者的错误行为合理化或为之辩解；

⑦应激宣泄行为，如自残、无节制的狂欢和发泄、过度的或不适当的性行为、强迫偷窃、冲动攻击行为；

⑧短暂创伤后精神病性反应，如创伤所致的思维散漫或松弛、幻觉、妄想；

⑨文化特异性创伤反应。

（3）精神病性问题鉴别。

创伤后反应和精神病之间存在一定的联系，精神病与创伤后应激障碍存在共病，严重的创伤也会导致暂时的精神病性反应。治疗师在进行常规的评估后，对于一些模糊的临床表现，还需要进行后续的跟进和判断。

当来访者存在重新体验而非幻觉、创伤后预期而非妄想、思维破裂而非思维松弛等症状时，更可能是创伤后症状而非精神病性问题。当出现幻觉而非再体验、妄想而非创伤后预期、思维松弛而非思维破裂，则更可能判断为精神病性问题。

二、结构化访谈

对于创伤后问题的检查和评估，可以采用非结构化和结构化两种方法，但在实际应用过程中，前者往往存在过度评估或者评估不充分的问题，甚至存在漏报的风险。结构化访谈与其他问卷式检查和评估相比具有较明显的优势：（1）不受年龄、智力、文化水平的限制；（2）治疗师主导，形式灵活，可使用来访者更为熟悉和理解的语言概述问题或者重新定义问题的形式；（3）区别不同条目以及答案同来访者实际行为的不一致。因此，创伤治疗师和研究者大多会选择结构化访谈对患者进行临床诊断评估。本书将列举几种比较常用的结构化访谈方法。

（一）创伤治疗师用 PTSD 量表（CAPS）

CAPS（Blake et al.，1995）是一种半结构式访谈表，

有创伤后应激障碍结构化访谈的"黄金标准"之称。CAPS 包括 30 个项目，涉及 17 个核心症状和 8 个相关症状，主要对患者当前（过去一个月内）的症状进行评估，也可对毕生（最糟糕情况）PTSD 进行持续追踪评定，CAPS 主要从发病频度和强度两个方面进行评估，根据分数高低划分五个等级：0~19 分为亚临床状态，20~39 分为轻微，40~59 分为中度，60~79 分为严重，80 分以上为极严重。最高分为 136 分。整个测验平均用时 33±16 分钟。

（二）简式 PTSD 评分访谈（short PTSD rating interview，SPRINT）

SPRINT 由 8 个项目组成，闯入性回忆、回避、麻木和高唤醒对应 PTSD 的四大核心症状；另外 4 道题涉及躯体不适感、应急易感性和社会功能受损。量表采用 5 级评分，0 代表"几乎没有"，4 分代表"极度"，将各个题目得分相加即为总分，最高分为 32 分。SPRINT 的优点是用时较短，5~10 分钟即可完成。研究发现 SPRINT 的重测信度为 0.78，内部一致性系数为 0.77，与 DTS 的相关为 0.73，当得分在 14~17 分时的诊断准确性为 96%。

（三）PTSD 结构化访谈（structured interview for PTSD，SI-PTSD）

SI-PTSD 由 Davidson 和同事（1989）共同设计，1997年 Davidson 等依据 ASM-IV 标准对原量表进行了修正，简称 SIP。修订后的量表既可以对 PTSD 的 17 条核心症状进行评估，同时也可以完成幸存和行为的内疚评估。完成整个量表需要花费 20~30 分钟，该过程可由心理健康专业人员或受过相关培训的非专业人员完成。

（四）急性应激障碍访谈（ASDI）

ASDI 是诊断急性应激障碍常用的结构化访谈量表，诊断对象为成年人。ASDI 包括 19 个题目，可对解离、再体验，努力回避和高唤醒症状进行有效评估，且用时较短。ASDI 应用的时间比较晚，但已被证明具有良好的信效度。

三、创伤后应激障碍的评估量表

从美国《精神障碍诊断与统计手册》第三版（DSM-Ⅲ，1980 年版）首次报道 PTSD 这一诊断类别以来，关于 PTSD 的研究便如火如荼地开展，研究人员开发了大量的

PTSD 评估量表，如突发性公共卫生事件心理问卷、创伤后应激障碍检查表、创伤后应激障碍自评量表、事件影响量表等。下文将分别对上述问卷做简要介绍。

（一）突发性公共卫生事件心理问卷（PQEEPH）

该问卷包括 25 个项目，分别对抑郁、神经衰弱、恐惧、强迫、焦虑 5 个维度的症状进行评估，按照"没有、轻度、中度、重度"的顺序，从 0~3 分进行四级评分，各个维度的总分除以项目数即为该维度最终分数。分数越高，代表被试的情绪反应越严重。该问卷适用人群范围较广，16 岁以上均可进行测量。

（二）创伤后应激障碍检查表（PCL）

PCL 是目前应用最广泛的创伤后应激障碍自评问卷之一，由 Weathers 等学者于 1993 年编制而成，该问卷共有 17 个条目，与 DSM-IV 描述的 17 个症状对应，量表采用 5 级计分方式，1 = 没有发生，2 = 轻度，3 = 中度，4 = 重度，5 = 极重度，当各条目分数在 3 分及以上时，才可以确定该条目对应的症状存在。依据 DSM-IV 诊断标准，必须同时具有 1 项以上的再体验症状、3 项以上回避症状和 2 项以上过度唤起症状才能做出创伤后应激障碍的诊断。

（三） 创伤后应激障碍自评量表 （PTSD-SS）

PTSD-SS 是由刘贤臣 （1998） 依据 DSM-IV 编制的本土化问卷，经检验具有较高的信效度。PTSD-SS 由 24 个条目构成，包括对创伤事件的主观评定、反复重现体验、回避症状、警觉性增高和社会功能受损等，采取 5 级评分，所有条目分数相加即为问卷总分，得分越高应激障碍越严重。PTSD-SS 是一种理想的心理创伤后应激障碍评定工具。

（四） 事件影响量表 （IES-R）

1997 年，Iweiss 和 Marmar 依据 DSM-IV，对 Horowitz 的事件影响量表进行了修订，修订后的 IES-R 共 22 个项目，在原量表的基础上新增 7 个项目，问卷涵盖 PTSD 的三大核心症状，包括闯入、回避和过度警觉三个维度，可用于评估创伤性事件所造成的主观痛苦。IES-R 要求患者对过去一周内受某一特殊应激事件影响的程度进行描述，采用 5 点式计分，0~4 分分别代表 "完全没有" 到 "极度"，用时 20~30 分钟。需要说明的是该量表不能用于 PTSD 的诊断，但对于 PTSD 的早期诊断，可引用其分割点分数。

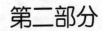

第二部分

新冠肺炎疫情创伤的心理干预

第三章
创伤心理干预的原则、措施和操作步骤

一、基本原则

新冠肺炎疫情让民众产生了不同程度的心理应激反应，因此以人群为导向，有针对性地应用各种心理干预手段，帮助各类创伤人群平稳度过应激期，已成为当前创伤心理干预的重中之重。

基于新冠肺炎疫情创伤的影响范围之广、破坏性之大，在一般的创伤和康复原则之外，还应立足创伤实情，采取更有针对性的创伤治疗原则。

（一）安全性原则

新冠肺炎疫情的传染性和致死性极大地加重了民众的心理不安全感，因此，安全对创伤幸存者来说应是核心主题。只有在感到安全的环境当中，经历了危险的人才能放

下防卫，相对放松地去看待自己，恢复与他人的连接。

在治疗中，安全包括以下几个方面：（1）身体上的安全。身体上的安全意味着幸存者明确自己不会被感染或再次被感染，不会因生活物资短缺而面临饥饿、寒冷，不会遭受治疗师和其他人身体或性的侵犯，不会遭遇建筑物坍塌、着火等意外事故。（2）心理上的安全。相比身体上的安全，心理上的安全更有助于幸存者放下心中的戒备，这对治疗师的要求就更高了。首先，不急于探讨来访者的隐私，确保来访者的心理界限不被侵犯；其次，不要让来访者觉得自己正在经受或即将遭遇拒绝、误解、批评、嘲笑；最后，尊重来访者，给予其无条件积极关注，帮助其激发改变自我的内在力量。

（二）　稳定性原则

稳定的生理和心理状态，意味着个体具有抵抗外在威胁性刺激的能力。而新冠肺炎疫情创伤常常使得幸存者陷入一种不稳定的状态，导致其更容易产生应激反应。因此，在开展心理干预治疗时，帮助幸存者恢复身心稳态，提升自我效能感，才能从根本上帮助其走出疫情创伤。

1. 生命稳定

生命稳定是指一般性的生活稳定状况。新冠肺炎疫情之下，最典型的就是居住环境的安全、防护物资的基本供应、生活物资的保障以及娱乐放松需求的基本满足。对于创伤幸存者来说，如果以上条件完全不能被满足或者被满足的程度很低，那么，要想达到情绪复原是很难的。

2. 情绪稳定

在开始创伤治疗之前，除了生命稳定之外，创伤幸存者还应该保持一定水平的情绪稳定性。因为激活创伤相关材料不仅会导致现有症状的恶化（例如，又出现精神病性症状或者创伤后应激障碍），而且会使幸存者现有的情绪调节能力丧失，产生新的痛苦和功能失调。而症状恶化或者新的症状被激活，又可能造成来访者的回避行为增加，进而导致来访者治疗中断。因此，在正式的创伤治疗之前，来访者可以通过自我调适、药物治疗、危机干预及支持性心理治疗进行适当干预，从而维持其情绪状态的稳定性。

（三）　维持积极、稳定、持续的治疗关系

来访者和治疗师之间良好的工作关系是创伤治疗成功的关键。大量临床实践研究表明，最能有效预测治疗结果的指标是治疗关系的质量，而非治疗技术的好坏。

具体来说，良好的治疗关系具有以下三个方面的

意义：

（1）支持治疗方案，强化治疗效果。尽管某些治疗技术可能具有更为突出的疗效，但如果来访者在治疗过程中感到被接受、被喜欢、被认真地对待，那么几乎所有的治疗方案都会取得良好的治疗效果。

（2）逐渐激发与先前创伤有关的记忆和图式。创伤治疗几乎总是需要重新回顾和处理痛苦记忆、重新激活危险且易受伤害的感受。因此，参与性的、卷入性的、情感连接的治疗关系，才更有助于来访者减少回避、暴露更多的个人资料，从而有助于来访者激活创伤体验、直面创伤体验。

（3）提供安全和支持性的环境，以处理被激活的创伤记忆。良好的治疗关系会弥补来访者在创伤经历中耗费的心理能量，使来访者形成一种"同盟感"，从而提升来访者对治疗的依从性，维持更稳定的治疗参与性，来访者因此也更能接受治疗师的解释、建议和支持，更能忍受痛苦的感受和想法。

（四）针对性原则

尽管新冠肺炎疫情创伤给民众造成的影响具有某些共通性，如恐惧情绪、焦虑情绪、抑郁情绪、睡眠障碍、强迫症状等，但在真正的临床实践中，不同来访者所呈现出的问题及症状的轻重程度还是有很大差异的。因此，只有将作为个体的人及其特殊的症状特征考虑进去，并据此选用适当的干预手段，治疗才可能是最有效的。

具体来说，应该参照新冠肺炎疫情影响人群的分级，从第一级人群开始，逐步扩展，最终覆盖到四级人群。

1. 确诊患者（第一级人群）的心理干预

对于确诊患者来说，突如其来的病症不仅会让其产生生理上的不适，更会激发起其愤怒、恐惧、焦虑、抑郁、失眠或攻击等心理症状。因此，针对此类人群，应以支持、安慰为主，尽早评估其自伤、自杀及攻击的风险，稳定患者情绪，宽容对待患者。

2. 疑似患者（第二级人群）的心理干预

疑似患者的主要心理症状包括焦躁、过度求治、频繁转院，或心存侥幸、躲避治疗，或担心被歧视、拒绝治疗等。因此，针对此类人群，应向他们及时宣教相关政策，并告知其采用必要的隔离措施。同时，可使用减压疗法，帮助其减少心理应激。

3. 医护及基层、后勤相关人员（第三级人群）的心理干预

医护及基层、后勤相关人员长期奋战在抗疫一线，既

要承担高强度的工作任务，又要面临巨大的心理压力。因此，针对此类人群，应帮助其学会自我调节，并通过合理排班，安排适宜的放松和休息，保证充分的睡眠和饮食。

4. 易感人群及大众（第四级人群）的干预

对于绝大多数的普通人来说，其最主要的心理表现是恐慌、盲目、易怒、放弃等。因此，针对此类人群，应以健康宣教、指导积极应对、消除恐惧、科学防范作为干预的重点工作。

二、干预措施

针对疫情影响人群的不同分级，新冠肺炎疫情创伤的预防和干预措施主要包括宣传教育、健康教育、情绪支持、认知干预、行为指导、专业心理咨询与心理治疗。

（一）宣传教育

在全民抗疫的关键时期，应及时向社会大众宣传医护人员逆风而行、舍小家为大家的英雄事迹，传播正能量，弘扬主旋律；宣传科研人员协作攻关，在新冠肺炎研究中取得的新进展，增强民众信心，坚定必胜信念；普及党和政府关于抗击新冠肺炎疫情的有力举措，保持上下一心，推进防疫工作。

（二）健康教育

为有效遏制新冠肺炎的传播，"宅家"行动是每个人最有意义的事。"宅家"不代表防疫工作的停滞，在全民居家隔离期间，应向公众提供有关新冠肺炎的科学知识，如新冠肺炎的主要症状、病程以及科学的预防方法，宣讲讲究卫生的意义以及如何讲究卫生，介绍强身健体和心理保健的有效方法。

（三）情绪支持

新冠肺炎疫情对社会公众最大的影响即体现在情绪方面，如恐惧、焦虑、抑郁、愤怒、悲观、无助、绝望等，因此向此类人群提供有效的情绪支持，是帮助其减轻应激反应的有力举措。

1. 有效倾听，鼓励宣泄

积极的倾听可以表达咨询师对来访者的关心和尊重，从而有助于建立相互信任的咨访关系。此外，善解人意的倾听也可以帮助当事人宣泄紧张和痛苦的情绪，从而产生治疗效果。

2. 积极的建议或暗示

每个人都有向着良好方向改变的潜能，因此，通过各种言语和非言语的积极建议或暗示，可以使来访者潜移默化地接受积极影响，从而在认知、情绪和行为等方面发生有利于健康的变化。

3. 提供保证

在新冠肺炎疫情影响下，当事人最大的情绪困扰来自于对疫情本身的恐惧。因此，可以以科学和事实为依据，告诉来访者他所担心的情况并不会发生，或者发生的可能性很小。应当注意，不能毫无根据地提供保证。

4. 解释与指导

信息渠道的多元化使得当事人接收的信息五花八门，其中不乏错误信息甚至是谣言。而此类信息会极大地加重当事人的不良情绪反应，因此，应针对当事人的问题给予针对性的解释说明，并为其提供相应的指导，以帮助其减轻情绪困扰。

（四）认知干预

理情行为疗法认为，当事人的问题并不是由刺激事件本身所引起的，而是由个体对事件的态度、看法或评价所导致的。对于新冠肺炎疫情来说也是这样。不管是确诊患者还是疑似患者，又或者是普通民众，其身上或多或少都存在一些针对新冠肺炎的不合理信念或歪曲的思考方式。

因此，可以利用产婆式辩论法、现实检验法等认知干预手段，帮助当事人发现自己的不合理信念和认知歪曲，并建立对新冠肺炎的正确态度和认知。对于有明显焦虑和恐惧反应的个体，认知干预的重点是让他们从内心接受"新冠肺炎是可以控制的疾病"这一信念。

（五）行为指导

在不良情绪及错误认知的驱动之下，受新冠肺炎疫情影响的社会公众也可能会表现出一系列适应不良的行为，如强迫症状、物质滥用、攻击他人、自伤、自杀等。针对此类适应不良的行为，可以依托行为学习理论，利用放松训练、系统脱敏疗法等予以消除。此外，也可利用强化、良好行为反馈、代币和示范等方法，帮助当事人建立起科学的防病行为和卫生习惯、恰当的应对方式。

（六）专业心理咨询与心理治疗

若当事人的心理问题比较严重，甚至产生了精神病性症状，此时简单的情绪支持或行为指导已不能帮助当事人恢复心理系统的动态平衡。这时必须通过专业的心理咨询和规范的心理治疗来进行处理，有时还需要辅助抗焦虑、抗抑郁和抗精神病类药物进行同步治疗。

三、操作步骤

同其他各种类型的心理咨询和心理治疗一样，新冠肺炎疫情创伤的心理干预也是一个有开始、有终结的过程，这个过程由一系列着眼于不同阶段性任务的活动组成。

具体来说，新冠肺炎疫情创伤的心理干预步骤可以归结为"RESTORE"，即关系建立（relation）、症状评估（evaluation）、策略设置（strategy）、治疗实施（therapy）、观察评价（observation）、转介评估（referral）以及陪伴护航（escort）（见下图）。在实施创伤干预的过程当中，只有明确这一系列操作步骤，我们才能知道在什么阶段该做什么事。

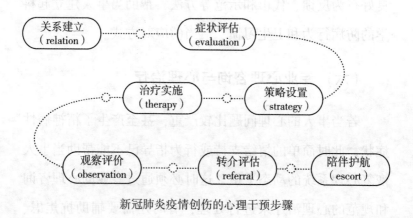

新冠肺炎疫情创伤的心理干预步骤

（一）　关系建立（relation）

咨询关系的好坏是创伤治疗能否达到理想效果的先决条件。任何创伤心理干预的理论和方法，都必须在良好咨询关系的基础上进行，才能体现出助人的效果。因此，建立良好的咨询关系是开展新冠肺炎疫情创伤的心理干预的核心内容之一。

一般来说，新冠肺炎疫情下的当事人，其内心是极度缺乏安全感的，或是恐慌，或是无助，或是绝望。因此，对于心理咨询师来说，要与当事人建立良好的咨询关系，需要以真诚、热情、尊重、共情、积极关注等来为当事人营造安全、自由、温暖的氛围，使其敞开心扉，最大限度地表达自己。

（二）　症状评估（evaluation）

建立起良好的咨访关系之后，接下来就需要厘清当事人的问题及问题的严重程度。

一般来说，可以通过对临床资料及心理测验结果（如创伤后应激障碍检查表、社会功能缺陷筛选量表、重郁期的诊断准则表等）进行整理与分析，将当事人划分为不同的心理健康水平，如心理健康、一般心理问题、严重心理问题、神经症性心理问题、各类神经症及精神病性问题等。此时,针对当事人的不同心理问题,可以为其安排与其心理问题相匹配的心理咨询师、心理治疗师或精神科医师。

(三)策略设置(strategy)

策略设置即制定咨询或治疗的方案。有明确方案的咨询或治疗往往会收到事半功倍的效果,不仅能使咨访双方明确咨询目标和方向,也使咨询能按既定的方向顺利进行。此外,商定咨询方案的过程也体现了咨询师对当事人的尊重,有助于当事人更稳定地参与治疗,并在咨询过程中更多地暴露自己的真实想法。

总的来说,咨询方案应该包括咨询目标,咨询的具体理论、技术和方法,咨询的预期效果及评价标准,咨访双方特定的责任、权利和义务,咨询的次数与时间安排等。并且,咨询方案应由咨访双方在自由、平等的氛围中共同商定。

(四)治疗实施(therapy)

在这一阶段,咨询师会根据咨询目标和方案,以一种或多种理论为指导,通过分析、解释、指导、训练等方式来影响当事人，使当事人向目标方向发生积极的改变。

但是，旧行为的结束和新行为的产生，一般会给当事人带来额外的痛苦，使当事人对咨询或治疗的依从性降低。因此，为了达到最佳的治疗效果，在治疗实施阶段，应当注意以下几点：

（1）发挥当事人的主观能动性，避免让其变成被动、接受、依赖的角色；

（2）对当事人保持无条件积极关注，帮助当事人及时发现自己在治疗过程中的微弱改变或闪光点；

（3）当改变发生后，帮助当事人及时进行巩固，并将之迁移到日常生活中去。

（五）观察评价（observation）

随着疫情的变化，新冠肺炎疫情创伤幸存者的心理状况会出现反复波动的现象。因此，在对当事人进行心理干预的过程中，密切关注治疗效果、及时进行治疗小结是非常有必要的，不仅可以促进咨访双方交流彼此的咨询体验和感受，而且可以对咨询目标进行检验，从而有助于及时发现咨询过程中存在的问题并进行相应的调整。

具体来说，可以从以下几方面获得对咨询效果的评价：

（1）当事人对咨询效果的自我评价；

（2）当事人社会功能的恢复情况；

（3）当事人某些症状指标的改善程度；

（4）咨询师的观察与评定；

（5）咨询前后心理测验结果的对比。

总而言之，对当事人咨询或治疗效果的评定，应该综合考虑多个维度或指标的评定结果，尽量减少或避免因当事人和咨询师的主观因素而产生的偏差。

最后，根据对治疗效果的观察评价，咨询师应随时调整自己的治疗方案：若对当事人的治疗效果符合预期，则可维持原有治疗；若对当事人的治疗效果不显著，则应重新考虑治疗方案，如方案是否合适、如何对方案进行调整等。

（六）转介评估（referral）

在上一阶段对治疗效果进行观察评定之后，若发现治疗过程中存在咨询师过度卷入，咨询师的专长与当事人的问题不匹配，经咨询师干预后当事人的症状无明显好转、甚至恶化等问题，且此类问题确实是由咨询师本人所导致的，而咨询师在短时间内很难作出有效调整，此时应当及时将当事人转介给其他更为合适的咨询师、治疗师或精神科医师。

此外，基于新冠肺炎疫情创伤幸存者在心理上的极度不安全感，咨询师在转介之前务必要做好相关的解释工作，既不能给当事人造成更大的心理压力，加重其恐慌、悲观、绝望等不良情绪；又不能降低当事人对心理咨询或治疗的信心，使其对新咨询师产生抵触和怀疑心理；更不能对当事人进行人格侮辱，伤害其自尊心。

（七）陪伴护航（escort）

受新冠肺炎疫情的影响，当事人很容易产生心力委顿感，即对自己丧失信心，感到无法应付平时能够处理的问题。此时，咨询师应当与当事人建立"治疗同盟"关系，充当当事人心理上的支持者，给他必要的鼓励，让他感到安全，从而使其产生克服困难的勇气和信心。

若当事人已经从心理干预中获益，向目标方向发生了积极改变，此时咨询师应当帮助当事人巩固前几个阶段治疗所取得的效果，从而使其在咨询结束之后仍能保持积极的认知和行为方式，以更好地适应现实生活。

第四章
不同人群的创伤心理干预

一、确诊患者的创伤心理干预

（一）确诊患者常见的心理反应

在接待新冠肺炎确诊案例的心理援助时，我们需要充分理解当事人当下所处的状态和心理反应，结合他们的特点进行干预和疏导。总的来说，确诊患者常见的心理反应有如下几点。

1. 心理休克期

患者对突如其来的疾病和被隔离到陌生环境治疗缺乏心理准备，对病毒充满未知的恐惧，在官方未宣布有特效药物治疗的情况下，患者容易被恐惧、紧张、焦虑的情绪所笼罩。人们的第一反应往往是茫然失措，不知该做什么，出现一些无目的、下意识的动作与行为；或出现不真实的感觉，觉得一切发生在梦中，自己是一个旁观者。此阶段持续数天或数周。由于病毒的传染性，患者要进行隔离治疗，当个人的活动自由和活动空间被限制时，会引发心理上的不平衡，进而感到不公平甚至导致愤怒和敌对情绪。

2. 心理冲突期

患者隔离治疗后可能出现思维混乱，无法集中注意力，出现丧失感、无助感，感到绝望、抑郁、焦虑；可能不知如何面对现实，出现无效性否认行为。一些患者临床症状表现轻微或不典型，患者可能会否认自己患病的事实，或认为自己病情轻微，不需要隔离治疗而产生对抗治疗的行为。部分患者在隔离过程中可能出现精神障碍为主兼具其他表现的一些症状，如情感障碍、思维紊乱、行为动作异常等。

3. 退让或重新适应期

患者进入长期的隔离治疗，逐渐接受患病现实，患者的情绪反应变得突出。这个阶段患者可能表现出行为幼稚，表现得像个小孩子，生活被动；主观感觉异常，对身体内部各器官的活动特别关注，有多种不适感；情绪易波动，容易发怒、伤感，伴有焦虑、恐怖反应及抑郁情绪；害怕孤独，思念亲人；猜疑心加重，对医护人员察言观色，担心病情变化被隐瞒；感到自卑等。

（二）心理干预原则

（1）情感支持，宽容对待患者，稳定患者情绪；

（2）及早评估患者的自杀、自伤、攻击风险；

（3）积极沟通信息，必要时请精神科医师会诊；

（4）注意情感交流，增强治疗信心；

（5）健康宣教，积极配合，顺应变化。

（三）具体干预措施

1. 理解和共情

患者出现的情绪属于正常的应激反应，咨询师应当不被患者情绪卷入，协助患者梳理和充分表达自己的情绪，积极倾听和共情，让患者感觉到自己并不是独自面对危机，自己出现这些反应都是正常的，是被允许的。

2. 风险评估

在心理干预的过程中进行风险评估，判断患者是否存在自杀、自伤、攻击他人的风险，必要时请精神科医师会诊。

3. 对患者进行治疗相关信息的科普教育

在理解的前提下与患者建立信任感，对病人开展科普宣传，强调隔离手段是为了更好地观察治疗，同时也是保护亲人的方式。向病人解释，隔离的目的是隔离病毒，而不是隔离他本人。说明目前的治疗是有力的，干预是有效的，根据患者能接受的程度，客观如实交代病情和外界疫情，使患者做到心中有数。

4. 陪伴倾听，积极关注

允许患者表达内心的需要与感受，将在隔离治疗过程中感受到的无助、失望、不满等负性情绪及时发泄出来，不闷在心里或担心他人嘲笑自己懦弱。可鼓励患者与病友沟通，交换情绪和看法，彼此间获得稳定的情感支持；协助患者与外界亲人沟通，转达信息，建立社会支持系统；还可以运用正念冥想等技术，让患者可以安于当下的情境当中，获得精神上的领悟和升华。

5. 合理制定生活计划和目标

根据实际情况，确定具体的、有限的生活目标，如怎样配合医院以尽早消除症状恢复健康，这是当前最重要的事；不必过多考虑院外的事情，如家人的安排，这是力所不能及的；通过评价病情与估计愈后，重建现实可行的未来生活目标。以前制定好的工作学习或人生安排可能因患病改变，为此要做好充分的心理准备。

二、疑似患者的创伤心理干预

（一）疑似患者常见心理反应

新冠肺炎疑似患者可能出现一些相关的病毒感染的症状，或者曾与确诊患者密切接触过，因此可能会产生巨大的心理压力，担心自己被感染，担心自己可能会感染家人，甚至会出现一系列的身心表现。

1. 不确定感

疑似患者最大的心理特征是不确定感，担心自己是否已经被感染、能不能康复。越是担心、焦虑就越容易陷入偏执和绝对化的心理防御，因此表现出愤怒，对周围充满敌意，变得多疑、敏感，容易较真，甚至产生羞耻感；注意力不集中，反复回忆自己过去的一些细节；也会过度地自责，认为是自己的错误行为，才导致了自己的生病和被隔离。

2. 应激情绪反应

疑似患者可能感受到巨大的焦虑和恐惧，比如对生命安全的担忧，恐惧死亡，对自己和家人的健康过分担忧，对工作及经济收入担忧等；疑似患者突然被隔离和行动自由被限制，可能使他们感到慌张、不知所措，甚至产生愤

怒或者攻击性行为，还可能出现抱怨、沮丧、孤独和被抛
弃的感觉。

3. 疑病，放大感受

疑似患者可能将过多注意力放在自己的躯体感受上，
激活交感神经系统，使自身原本存在的症状加重，甚至出
现心慌、胸闷气短、体温升高、便秘、尿频、失眠等症
状。还可能出现疑病、强迫等精神症状，比如每天多次测
量体温；反复要求医学检查，不停洗手、消毒等；或者否
定自己患病，拒绝检查和治疗，不愿意配合医生的工作；
对家人、医务工作者过分苛责；过分依赖家人、医生等；
情绪易激惹，或出现攻击他人等冲动性行为。

（二）心理干预原则

（1）陪伴与倾听，接纳疑病患者情绪感受；

（2）宣传教育，普及疫情防控知识及相关政策；

（3）强调疫情防控的重要性，鼓励疑似患者服从、
配合疫情防治工作；

（4）降低疑似患者心理压力，协助疑似患者适应当
下生活。

（三）具体干预措施

（1）宣教政策，安抚情绪，鼓励疑似患者佩戴口罩、

勤洗手、不聚集，做好防护工作，就近求医，不要搭乘公共交通工具。

（2）鼓励疑似患者遵从医嘱，配合检测与自我隔离。

（3）鼓励疑似患者在安全有效的防护下安排正常生活作息，饮食起居，适当运动和娱乐；避免过高频率浏览网络信息造成信息过载焦虑，多关注权威信息，了解有助于疾病防护的知识，不要道听途说，散播谣言。

（4）帮助疑似患者发现身边可利用的社会资源，发挥人际资源的作用，鼓励疑似患者多与自己的亲人、朋友等沟通。因疫情的特殊性，可通过电话、微信、视频等方式，倾诉内心的感受，获得支持与鼓励。

（5）帮助疑似患者学会多角度换位思考，引导其关注积极的、正向的生活事件，多给自己鼓励，变被动为主动，变坏事为好事。

（6）帮助疑似患者识别生理和情绪上的不适，接受不安、焦虑和恐惧，这都是正常人面对非正常事件的正常反应，不要否认和排斥它们，可以通过书写情绪感受、唱歌、运动等方式缓解身心压力。

（7）还可以通过心理减压疗法，帮助疑似患者缓解心理的应激状态。

三、死者家属的创伤心理干预

（一）死者家属常见心理反应

丧失哀伤是一种正常而复杂的体验，它伴随着强烈痛苦的情绪，如悲伤、内疚、愤怒、否认、自责及责备他人等，死者家属可能难以接受亲友的离世，导致无法体验积极情绪，情感麻木，严重时还会丧失部分社会功能，无法正常参加社会活动。

本次疫情是中华人民共和国成立以来传播速度最快、感染范围最广、防控难度最大的一次重大突发公共卫生事件，对中国是一次危机，也是一次大考。也是近百年来人类遭遇的影响范围最广的全球性大流行病，对全世界是一次严重危机和严峻考验，是一场全人类与病毒的战争。在这样的背景下，死者家属可能会表现出对外界的愤怒、对他人的责备，丧失亲人后可能还需要继续抗争疫情，长时间处于突发危机事件的心理应激状态下，出现情感的麻木、不真实感，以此来应对持续的心理压力。又因为疫情的传染性，死者家属无法与亲人正常告别，也无法通过习俗惯用的丧葬仪式表达和处理哀伤，使得死者家属在哀伤过程中不得不面对更为复杂的困境，更容易对当事人造成

63

应激后的心理创伤。

（二）心理干预原则

通过正常化和稳定化的技术为丧亲者提供心理上的支持和陪伴，帮助丧亲者顺利从"急性哀伤期"过渡到"整合哀伤期"。

（1）帮助死者家属接纳自己正常的情绪反应；

（2）帮助死者家属接纳亲人离世的客观事实；

（3）帮助死者家属适应亲人离世后的现实生活，接纳新的角色改变；

（4）帮助死者家属在哀伤过程中重构生命的意义。

（三）具体干预措施

1. 处理家属情绪

帮助死者家属准确表达自己的情绪感受。亲人的离世，死者家属当下的感受是什么？悲伤、愤怒、内疚或者焦虑、抑郁、恐惧？当事人要允许这些情绪的存在，并接纳拥有这样情绪的自己。不要用讲道理的方式试图鼓励死者家属尽快走出哀伤，每个人哀伤的节奏都是不同的，允许死者家属以自己的节奏去消化这些哀伤的反应。可以让丧失者进行表达性书写，写下自己失去亲人后的感受。

2. 与逝者保持连续性的联结

死者家属接受亲人离世的现实需要一个过程，心理干预能做的是在这个过程中给予死者家属支持与陪伴。突如其来的疫情让很多人还未做好心理准备就要面对亲人的离世，缺乏真实感是丧失创伤中需要处理的重要部分。陪伴死者家属整理亲人遗物，回顾和梳理死者家属与离世亲人的共同回忆，在这个过程中重新建构对于亲人去世这件事的理解和意义。

3. 寻找资源和支持

鼓励死者家属让其他家庭成员及时得知亲人去世的消息（包括孩子），接受亲人离世的现实，并积极与家人沟通，彼此之间可以形成良性的支持系统。鼓励死者家属与家人共同去经历哀伤的过程，妥善处理逝者的遗物，举行悼念的活动及仪式，追忆逝者的言行和生平，可以利用冥想音频、空椅技术等方式让丧亲者有机会对逝者做到"道歉，道谢，道爱，道别"。必要的时候可以向外界寻找合适的支持性团体，开展互助。

4. 积极投入新的生活

帮助死者家属制定新的生活目标和规划，利用积极关注等方式，使得死者家属可以重新建立新的有条理的现实生活，怀着对故人的思念积极地投入生活当中。同时可以推荐死者家属阅读一些疗愈性的书籍，聆听舒缓的音乐，观看富有生命意义题材的影视作品及视频。

四、医务人员、抗疫工作人员的创伤心理干预

（一）医务人员、抗疫人员常见心理反应

1. 担心恐惧

无论是在门诊还是在住院病房工作，都充满了感染的风险。在这样的环境下工作，医务人员、抗疫人员往往会担心自己被感染，担心自己感染后传染给家人，特别是门诊患者较多，个别患者出现愤怒攻击行为，都容易导致医护人员产生担心和恐惧情绪。

2. 过劳枯竭

由于疫情暴发，医护人员不够充足，很多医护人员不能正常休息，甚至为了节约使用隔离衣而不敢吃饭、不敢喝水、不敢上厕所。饮食不规律，夜班增多，睡眠得不到保障，容易产生过劳枯竭，感到精疲力竭、情绪低落或情感淡漠、宣泄不满情绪、产生无力和无助感等。

3. 紧张焦虑

由于呼吸科、感染科医生缺乏，很多内科医生甚至外科医生也支援到一线抗击疫情，由于不太熟悉隔离病房环

境，也不熟悉某些仪器设备的使用，加上新型冠状病毒感染的肺炎尚未找到特效药物和其他有效治疗方法，在病房或门诊遇到难治患者或者危重患者时，会产生紧张焦虑感，感觉自己无法应对。

4. 委屈无助

由于疫情发展迅猛，发热患者太多，病床不能满足需求，只能安排居家隔离观察，当门诊医护人员遇到症状比较严重而无法住院的患者，或者患者对医院检查、确诊不及时而发泄不满时，医护人员容易产生委屈和无助的情绪。

5. 挫败自责

由于病毒感染患者身体基础条件差，比如有的患者年老多病，当治疗无效，患者病情迅速发展，导致死亡时，或者由于隔离操作不当而感染病毒，甚至传染给同事时，会产生严重的自责心理。

6. 激动亢奋

当外地援助医护人员到达疫区接替轮岗医护人员时，或首次进入发热门诊或隔离病房时，由于看到大量患者需要救治，容易产生应激，激动亢奋，难以休息，不能正常睡觉。

7. 抑郁悲伤

当患者治疗无效，病情不断加重时，当看到患者去世、家属悲痛时，当听说亲友感染而自己不能帮助时，当疫情发展迅猛、大量新的患者不断涌现时，医务人员、抗疫人员都容易产生无助感和悲伤感，甚至抑郁情绪。

8. 压抑愤怒

由于在疫情暴发期，情况变化无常，医务人员压抑的情绪不能释放，就可能在某些情况下突然爆发，宣泄情绪。

（二）心理干预原则

帮助医务人员及抗疫人员进行自我心理评估，针对不同问题进行自我调节，建议他们提出需求，服从组织安排，定时轮岗，有问题及时寻求帮助。

（三）具体干预措施

1. 参加心理危机干预的培训

组织医务人员及抗疫人员在救援前参加心理危机干预培训和学习，了解应激反应，学习应对应激、调控情绪的方法，进行预防性晤谈，公开讨论内心感受、支持和安慰，帮助当事人在心理上对应激有所准备。

2. 心理评估

（1）评估面对疫情时，自己机体的反应（身体、认知、情绪）；

（2）评估危机影响范围（个人、家庭、社会）及影响时限（长、短评估）；

（3）对危机过程中如何应对（最大问题是什么、怎么面对、资源支持）进行自我觉察，在不确定的工作中找到确定的感觉，更快胜任抗疫工作。

3. 建立安全感

通过学习新冠病毒知识，掌握正确的防护知识和心理健康知识，关注官方可靠信息，建立安全感，缓解焦虑。

4. 寻找社会性支持

通过相关部门政策申诉，解除一线医务工作者的后顾之忧。尽量提供后勤保障，每月轮换一次，尽量满足医护人员、抗疫人员生活基本需求，比如，家庭有困难的需要安排社区居委会协助；安排社区工作人员照顾家中老人和孩子，让医务人员可以安心投入工作。

5. 合理规划工作时间

合理排班，计划在先，让每个人对自己的工作有充分的心理预期，避免临时安排工作。将不返家的医护人员安排在医院附近住宿，合理膳食，提供舒适的自我隔离的休息区和睡眠区。

6. 及时获得家人支持

在条件允许的情况下保持与家人和外界联络交流，获得情感支持，补充耗竭的能量。

7. 接纳不完美和失败

医学不是万能的，患者的治疗和预后有时候不由医生来决定，还有很多其他因素。尽全力去救治患者，但不必在失败后产生无力感或挫败感，避免责备自己。

8. 充分表达情绪

可以通过写日记、绘画的方式表达自己的情绪，向同事、家人亲友尽情表达内心的感受，获取心理支持。允许自己示弱，当感到无法承受压力时，及时与负责领导沟通，根据能力去做事情，允许自己悲伤、哭泣，不要自我贬低，不要对自我价值产生怀疑，保持对生活的希望。

9. 放松减压

可以利用渐进式肌肉放松训练，通过循序渐进地放松每组肌肉群，最后使全身达到放松状态。或者进行呼吸调节、正念冥想等。正念冥想被证实可以提高人的免疫力，促进康复。手机里下载一些关于冥想的 App，可以每天花点时间进行练习。回到当下，关注呼吸，将注意力锚定在腹部、鼻腔或者双脚与地面的接触，进行自然而缓慢的腹式呼吸，疏解压力，改善情绪。

10. 主动求助

当感觉心理不适时，主动求助，开展一对一的心理辅导和团体心理辅导，如出现无法入睡、情绪低落、焦虑、心慌等症状持续两周不能缓解，且已经影响到工作，可寻求专业精神心理医生进行诊治。建议与后方危机心理干预中心建立联系，让更多人参与到心理干预工作中来，让更多医务人员受益。

五、易感人群及普通大众的创伤心理干预

（一）易感人群及普通大众常见心理反应

1. 焦虑、疑病

人们已认识到新型冠状病毒的严重性，会出现普遍的焦虑心理，将身体的各种不舒服与新型冠状病毒联系起来，怀疑自己是否生病；过分关注疫情的进展消息，反复查看相关内容；出现"看谁都是病毒携带者""不敢出门或去医院"等想法。

2. 愤怒情绪

浏览社交媒体时，往往会看到一些充满了"戾气"的文字，有些是针对那些喜欢吃"野味"的人，有些是针对管理者等。评论里也不乏赞同者、响应散播者。不管是身处何处，一味地表达愤怒都于事无补，我们更需要保持自己情绪和行为的冷静、克制，以"不造谣、不信谣、

不传谣"的心态，理性关注疫情现况。

3. 低落抑郁

在自我隔离过程中，很多人表示情绪低落、悲伤、绝望，对一切都失去兴趣，难以感到愉悦；每天都十分疲劳、精神不振，很难集中注意力去思考；体重明显波动，失眠或睡眠过多等。长期低落的心情还可能造成机体免疫力的下降等。

4. 盲目乐观

面对疫情，适度的乐观是必要的。但盲目的乐观情绪、事不关己的心理和不做防护的行为会增加自己和别人感染的风险。一定不要过度乐观、麻痹大意，防止疫情蔓延。

（二）心理干预原则

健康宣教，指导这类人群积极应对，消除恐惧，科学防范。

（三）具体干预措施

1. 及时提供疫情权威信息，避免大众轻信谣言

帮助干预对象做到对疫情"心中有数"，了解病毒性质，相信政府公开的信息，对政府的防疫工作保持足够的

信心。及时处理对频繁报道产生的恐慌心理，化恐慌为认真、科学、适度的个人防护。

2. 倾听与陪伴，帮助干预对象正确认识自己的心境反应

疫情暴发的确会给公众带来巨大压力，引发一定的消极情绪是十分正常的。接纳这些情绪有助于我们更好地生活、应对疫情，但并不意味着我们就可以对可能有的负面心态听之任之，心理工作者需要帮助干预对象及时了解自身情绪状况，及时调整心态。

3. 保持稳定健康的生活方式

活动空间受限，时间就会相对漫长难熬。虽然活动范围受到限制，但仍可以协助干预对象去寻找身边的资源，积极看待生活，尽可能维持原有的规律作息，建立良好的生活和卫生习惯，注意良好的饮食，保证睡眠，提醒干预对象避免不健康的应对方式（如饮酒、吸烟等）。同时，不歧视患病、疑病人群。

4. 建立社会支持系统，发现疫情期间生活的正向意义

有的人平时缺少对家人、孩子的陪伴，此时可以增加亲子互动时间，陪伴家人，建立良性的互动与交流，尽量避免因相处时间增加可能引发的家庭冲突和矛盾。一些人

平时遇到冲突可能会以回避的方式解决，但在疫情特殊时期，不如利用好这个机会，增进家人之间的良性交流，解决沉积已久的问题。

5. 普及疫情相关知识

帮助干预对象自我识别症状，及时自查、互查，早发现，早诊治。

6. 积极联想

通过冥想等方式，联想一些积极的、放松的场景，帮助改善心态。可以每天花 10~15 分钟进行 1~2 次积极联想。回忆自己生活中欢乐美好的时光，想象世界上宁静美丽的风景，将这些积极的内容和自己联系在一起，获得希望。

7. 正确宣泄情绪

采用正确的途径和方式宣泄情绪，避免有害发泄。鼓励被干预对象充分表达情绪，可以通过写日记或绘画的方式，将近期的事件和自己的感受记录下来；其次还可以通过亲朋好友之间的有效沟通获取心理支持。

8. 调整认知

疫情带来的压力和情绪可能导致人们陷入认知陷阱，对很多事情只能想到单一的、不好的结果。还可能无限地夸大坏结果发生的可能性，低估自己的能力，产生无力感。可以尝试与自己对话："还能想到其他结果吗？如果是另一种没那么糟的或比较好的结果，自己的感受又如何？"通过自问自答的方式多角度思考，发现更多的可能性。

9. 多做有意义、有价值的事情

对于抗失控感、抗焦虑最有建设性的方法是克服自己的恐惧，去做更有价值感、更有意义的事情。在自我隔离期间，我们可以主动给身在疫区的好友表达关心，用自己的专业去做一些相关的科普宣传，学习某些有价值的技术，阅读一本好书、微博或者微信公众号上辟谣的信息等，这些都是有价值的事情。

第五章
针对疫情创伤人群的减压与放松训练

在新冠肺炎疫情过程中，遭遇心理创伤的人群常常会经历长期的应激状态，包括长期的焦虑、对与创伤相关刺激产生的极端消极的情绪反应，等等。上一章我们提供了针对不同类型创伤人群的心理干预方法，这一章将详细介绍心理咨询师或治疗师在处理急性应激时应运用的稳定化技术，以及各种减压与放松技术。

一、处理急性应激的稳定化技术

经历长期应激状态的来访者出于对某些创伤刺激或记忆的反应，会体验到突然发生的惊恐发作、闪回、消极念头的侵袭、解离状态，甚至是短暂的精神病性状态。这时，心理咨询师或治疗师需要进行紧急干预，帮助来访者将注意力重新引回咨询或治疗环境中，并且使情绪和症状得到稳定的控制，这一类型的干预技术，通常被称为

"稳定化技术"。

根据著名创伤治疗学者 John Briere 的《心理创伤治疗指南》一书，建议大家在面对新冠肺炎疫情中出现急性应激反应的来访者时，从以下五个步骤来使用稳定化技术：

步骤 1：帮助来访者将自己的注意力集中在此时此刻的咨询过程和咨询师本人身上，不要关注自己内心激烈的情感体验。咨询师可以将椅子轻轻挪动靠近来访者，也可以改变音调吸引来访者的注意。需要注意的是，咨询师不可大喊大叫或者用不恰当的行为强行打断来访者的思路，也最好不要轻易接触来访者的身体，因为身体接触可能会增加来访者的被侵犯感和害怕感，但对于有些来访者，可以尝试使用温柔的身体触碰，这取决于来访者的性情、咨访关系和当时特定的情境。

步骤 2：咨询师请来访者简单叙述一下当前内心的情感体验，可以询问诸如"现在是不是有什么令你感到难受的事情？"的问题。如果来访者情绪崩溃，或明显表现出对内心刺激的恐惧，却无法用语言表达，那么就跳到步骤 3。如果来访者可以描述自己的内心感受，那么无论是概括性的描述还是泛泛的总结都可以使来访者识别和感受自身情绪，受益颇多。但需要注意的是，咨询师最好不要让来访者详尽描述创伤细节，这样会强化而不是消退其症状。

步骤3：咨询师需引导来访者关注当前咨询的环境信息。这代表了两点：（1）来访者目前身处的环境是安全的；（2）来访者处于此时此地，他并没有待在过去，而是在当下的咨询室中，和咨询师一起重新体验创伤。咨询师可以通过一些保证性的语言来引导，例如，"×××（来访者的名字），没事的，你现在很安全，你正和我一起待在咨询室里"。在另一些情境中，咨询师可以让来访者描述一下当下的环境信息，例如，"我们试着重新回到这个房间里来，好吗？请告诉我我们现在在哪里？现在是什么时候？能描述一下这个房间吗？"这样的稳定化技术有可能只要几秒就能使来访者重新关注到此时此刻，也可能需要几分钟的时间。

步骤4：一旦需要，咨询师可以帮助来访者将注意力转移到呼吸或是其他放松方法上，本章下一节会详细描述此类技术。在进行呼吸和放松训练之余，提醒来访者，他正处于当下的安全环境中。

步骤5：重复步骤2，并评估来访者是否能够且愿意重新回到治疗过程。如果需要的话，重复步骤3和步骤4。

除此之外，心理咨询师或治疗师还需要注意的是，应当让来访者知道，创伤加工过程中，不愉快、侵袭性的记忆、思维或感受的出现，不能代表来访者具有任何病理性症状，而是治愈过程的一部分。咨询师不应该视其为麻烦、阻碍，也不能赋予其过多的不恰当的含义。

二、减压与放松技术

心理咨询师或治疗师在新冠肺炎疫情创伤治疗过程中，来访者有时会体验到急速上升的或是自发产生的负性情绪。在治疗开始阶段，来访者因为各种障碍不能顺利进行语言交流时，必须先行使用一些减压与放松技术，比如呼吸控制放松、渐进式肌肉放松、音乐治疗放松、正念减压法等技术，帮助快速调整和减少来访者的应激反应，并有效降低来访者的整体焦虑水平，稳定之后才能成功实施其他创伤治疗。来访者在生活中处于长期紧张、焦虑、抑郁等状态同时自我情感调控能力较低时，也可以自行使用这些放松技术，以缓解疫情相关创伤性记忆带来的不良影响。

这些方法能够帮助来访者在当前的治疗过程和今后的漫长人生中，不断提升自我承受能力和调节缓解自身痛苦的情绪状态。

（一）呼吸控制放松

当人遭受压力和痛苦的时候，会出现呼吸变浅、过度换气，甚至短暂性停止呼吸的情况，呼吸控制放松法能够有效地恢复正常的呼吸功能，从而使大脑得到足够的氧气，对整个躯体以及自主神经系统起到镇静效果。

在进行呼吸训练之前，心理咨询师或治疗师需要向来访者解释呼吸控制放松法的作用，并提醒开始时如果感到眩晕是正常的反应。整个过程大约费时 10~15 分钟，在过程中时刻觉察来访者的反应以便及时调整。

以下是呼吸控制放松法的步骤：

（1）让来访者放松坐姿，要求来访者尽量保持在"当下"的专注状态，睁眼和闭眼都可以。进行呼吸练习时走神是正常的，慢慢地尝试回到呼吸的即刻体验即可。

（2）要求来访者通过鼻子呼吸，关注吸入和呼出的气体，做 5~6 次呼吸。在练习的开始阶段，创伤治疗师轻念"呼""吸"和来访者一起做呼吸训练。

（3）指导来访者做 5~6 次腹式深度的呼吸，可以看到腹部上升和下降。

（4）要求来访者想象气体如波浪般进入和出去，每次吸入气体先进入腹部，随后上升填满胸腔顶部。呼出时，气体首先离开胸腔，然后是腹部。做 5~6 次呼吸。

（5）经过了上述步骤后，放慢呼吸速度，比如慢慢地数三下做一次呼吸，通过练习，呼吸速度尽可能更为缓慢。做 5~6 次呼吸。

（6）要求来访者每天在家做 5~10 分钟的练习，需要选择一天当中特定的时间（如早晨、上班或上学前）使这个练习成为日常生活习惯。

（7）最后，来访者将这个练习扩展到一天的其他时间，特别是非常需要放松的时候，每次呼出和吸入时数数，因为数数本身能够刺激放松反应。

（二）渐进式肌肉放松

先全身紧绷，继而缓慢放松肌肉，从头到脚依次进行，直到整个身体达到一种放松状态。这种方法简单方便易行，治疗师指导来访者可以反复练习，治疗师可以在治疗的初期或者特别需要时使用这一方法。这是非常具有帮助性的工具，但是必须时刻监控来访者，警惕在放松过程中可能出现的应激唤起增加。

（三）音乐放松

大量研究和实践表明，对于有身心障碍的来访者来说，音乐作为辅助的练习手段，在治疗中可以取得良好的效果。特别是对于因各种障碍不能顺利进行语言交流的来访者，音乐作为一种非语言的交流形式有着特殊的作用。

音乐可以激活人的副交感神经系统，使人的血压降低，呼吸减慢，心率减慢，皮温升高，肌肉电位降低，皮肤电阻升高，血管容积增加，血液中的肾上腺素和去甲肾上腺素含量降低，内啡呔含量升高。同时明显地促进人体的稳态，减少紧张焦虑，促进放松，减轻疼痛及改善睡眠，舒缓个体情绪，从而增强机体免疫力。不同旋律、速度、调性的乐曲，作用于人的感觉器官可以产生不同的效果。

音乐治疗前，心理咨询师可以先简单介绍音乐治疗的原理和已经知道的疗效，来加强来访者的信心。在结束后，心理咨询师可以跟来访者分享身心的感受，引导其抒发困境及情绪的障碍，并且指引来访者在日常生活中选择合适的、舒缓的轻音乐缓解压力感。

以下是音乐放松中可以用到的音乐及指导语示例：

1. 使用音乐《Cool Forest Rain》

指导语："请你静静地聆听雨水轻轻落下的声音，你可以闭上眼，静静地聆听，静静地感受……轻盈的雨滴随着音乐，轻轻地落在了你的身上，冲刷着你所有的疲劳和不舒服的感觉……你的疲劳和不舒服的感觉也渐渐地随着雨滴的滑落离开了你的身体……微微的清风吹在了你的身上，也吹走了所有的疲劳，吹走了所有的烦恼……此时此刻，你的整个身体都感到非常轻盈，身心也非常轻松和自在……仔细地体会这种清爽的、自在的、没有任何烦恼、无比轻盈的感觉……静静地感受这种放松的、轻盈的感觉，她就是你自己的感觉，她一直都在你的体内陪着你……"

2. 使用音乐《一叶知心》

指导语："请跟随音乐在身体中保存好轻松的、稳稳的、活力的、健康的自我！每一次体验，每一次经历都是一种成长！在你从'静下来……放松下来……轻盈起来……舒展开来……温暖起来……苏醒与舞动起来……爱起来'到今天的'身心功能唤醒'都结束后，你体验到了什么？你收获到了什么？请你将所有的收获和感受都静静地、稳稳地保存在你的身体里，在你即将开始全新的生活的时候，她们将会一直陪着你，和你一起不畏风雨，感恩成长！"

3. 其他音乐推荐

《Well Balanced》、《Dora Dora》、《Angelic lullaby》、《茉莉花》（钢琴演奏）、《竹林深处》等乐曲。

（四）正念三步呼吸空间减压法

这个练习只需 1~5 分钟，让自己回归内在的平静。具体步骤如下：

第一步：去觉察现在的身心状态，把脚平放在地面上，后背挺直坐下。闭上双眼或只是向下望着前面不远的地方，不用聚焦在任何特别的东西上。把觉察带到你的身体上，并接受你所发现的任何感觉。可能是后背的紧张，可能是胸部的不适感，可能是有些焦虑，可能是担心着过去或将来发生的什么。

第二步：关注呼吸，把觉察带到呼吸的感觉上，集中注意在鼻尖、胸腔或腹部，任何你感觉呼吸最强烈的地方。深深地吸气、缓缓地呼气，感觉到空气流动到呼吸系统的每一个部位，吸气时腹部微微隆起，呼气时腹部缓缓内收。至少持续三次完整的吸入和呼出，如果你愿意可以继续更长的时间。当你走神的时候，放下那些念头，温柔地把注意带回到呼吸上。

第三步：扩大注意力到全身，将觉察范围逐渐扩展到整个身体，似乎全身都在呼吸，想象自己像一座大山，巍峨地矗立在那里。增加声音和听觉的体验，继续扩展觉察范围。仅仅只注意声音的出现和消失，不作评判。慢慢地睁开眼睛、环顾四周，把觉察带入接下来你所看、所想、所感、所说或所做的事情中去。

这个练习还可以借助舒缓的轻音乐（推荐乐曲《空山秘境》）或者正念冥想音频来更好地进行呼吸静坐的练习，经常练习，学会与当下保持连接，增强觉知此时此地的意识能力。

第六章
针对疫情创伤人群的认知干预与情绪加工

　　遭受过创伤的幸存者，很容易产生焦虑、愤怒、自责、内疚、恐惧、敏感、过分担忧等负性信念与认知。特别是在新冠肺炎疫情过程中，部分患者不小心将病毒传染给了自己的亲人，导致亲人也出现感染现象。患者可能会认为是自己的过错，自己是家庭的罪人，而这种认知方式可能也会使患者产生自责、焦虑等问题。那些反复处于创伤情境中但自身又无法逃脱的个体，即使在应激事件结束后，也可能会产生一种心理创伤反应，包括无助感、恐惧、哀伤等。部分幸存者不能正确地看待自己出现的创伤后应激症状，认为自己有缺陷，或者尽量回避自己的负面情绪，害怕面对自己的情绪波动。因此，对于遭受新冠肺炎疫情心理创伤的受害者的认知治疗，包括引导来访者重新认识对自己、他人以及与创伤有关环境的负面认知与信念，肯定来访者的积极面，激发来访者自身的力量，帮助来访者发展出对于创伤事件更详细、更连贯的理解等。

而对于遭受心理创伤的受害者而言，很容易产生一种"病理性的恐惧结构"，这种恐惧结构是一种情绪加工模式，即当个体暴露于或回忆起创伤性情境时，激发了与这些记忆同时编码的情绪反应。因此，认知干预后，情绪干预就显得尤为重要。治疗者需要在情绪干预中唤起并最终消除来访者的恐惧性反应。

一、认知干预

（一）认知评估

整理以往的研究可以发现，通过引导来访者对创伤事件及相关情境进行详细的讨论，可以帮助来访者认识到自己的心路历程、产生负面情绪的原因，使其在与咨询师的讨论过程中释放自己的部分情绪。咨询师也可以在与来访者的详细讨论中提高对事件认识的准确性。需要强调的是，咨询师不能以一种指责的态度去纠正来访者的"错误认知"，而是应该告诉来访者，在面对应激事件时产生这种认知是正常的。这种积极的互动过程也会让来访者产生积极的自我知觉，重新解释自己的认知方式。

已有文献指出，只有重新激活来访者的创伤经验，使来访者重新体验当时的情绪与想法时，对创伤相关认知的再加工才会产生最大的效果（Resick & Schnicke，1992）。因此，在治疗过程中可以采取以下两种方法。

第一种认知评估方式是帮助来访者回忆、在某种程度上重新体验创伤事件。（1）详细地描述创伤事件；（2）将创伤事件详细地写下来；（3）咨询师指导来访者轻闭双眼，通过对话让来访者重新回忆创伤情境。对于第一种和第三种情景，咨询师应鼓励来访者尽可能详细描述创伤事件，包括事件之中以及事件之后的相关体验。恰当运用非言语信息，在来访者情绪低落时给予安慰。在讨论过程中，咨询师需多运用开放式提问，目的是将来访者一些歪曲的信念暴露出来，并且在恰当的时候，咨询师也可以通过开放式的提问为来访者错误的解释方式提供信息，引导来访者进行新的解释及认知加工。

其中，一些经典的提问方式包括（仅部分）：

"当疫情发生时，你是否产生了一些想法，这些想法是什么？"

"在当时的那种情境中，你还能做些什么？"

"你也作为受害者之一，你为什么觉得这件事是你造成的？"

"如果这件事发生在别人身上，你会得出什么结论？"

咨询师的目标是使来访者修正对创伤事件的理解，而不是对来访者错误思维的陈述。我们应该让来访者借助自身的力量进行领悟与修正，与以往错误的视角进行比较，以一种新的视角看待自己以往的观念。

第二种认知评估方式是进行家庭作业，让来访者写下创伤事件的具体主题，在下一次的到访中大声地朗读出来。通过布置家庭作业的方式，可以让来访者在治疗时间之外继续进行治疗工作。已有研究显示，将创伤事件写下来，在多种不同场合进行表达，能够随着时间的推移减轻心理的痛苦。在咨询过程中，我们需对来访者的家庭作业内容进行讨论，这类讨论的前期重点放在"苏格拉底式提问"上，是一系列温和而开放式提问，这种提问的目的也是让来访者重新审视自己的认知过程。

咨询师的提问应该是因人而异、因时而异的。认知评估的核心是让来访者在不受咨询师反应的影响下对创伤事件进行详细回顾，能够更充分和准确地探索自己的信念、假设以及这些信念和假设生成的环境，在一个安全且充满支持的环境中对其进行认知加工。

（二）认知理解

在对创伤记忆进行认知评估后，心理治疗还应为这些创伤记忆提供更广阔的背景。随着与来访者对创伤记忆越来越深入的讨论，当来访者能够以一种越来越连贯、越来越有逻辑的方式描述创伤事件时，表明创伤应激反应在减退。虽然这种叙述的连贯性可能是症状临时康复的标志，但它也表明个体能够以一种整合视角看待创伤事件，使自己的创伤应激反应更具有意义，不会进一步地沉迷。

在以创伤为焦点的治疗中，如果治疗有效的话，随着对创伤事件不断详细地描述，连贯性的陈述通常会自然而然地发生。关于创伤事件的更多细节也会随之出现，而这种更详尽的细节常常会为我们提供矫正歪曲认知的信息。新冠肺炎疫情发生后，部分医护人员可能会对患者的死亡产生挫败感或感到自责，导致情绪低落，出现替代性哀伤，将责任归咎于自己。比如来访者可能会出现这样的陈述："他的死与我有直接的关系，明明我可以做得更好的。""我对很多患者出现了不耐烦的态度，我不应该这样做。"这些陈述表明了来访者的认知是片面的，而这种自责的情绪也会导致来访者的心理创伤。咨询师就需要与来访者就当时的具体背景进行更加深入的讨论，引发一系列的情景记忆，比如：

"那天我已经连续工作八个小时了，已经汗流浃背了，身体也感觉有点透支了，再加上我已经告诉他几次关于用药的情况了，所以最后一次他问我，我的语气就显得不太耐烦，但我还是告诉他了。"

在重复回顾创伤事件过程中可以激发来访者叙述的连贯性，咨询师也可以通过对创伤细节的温和提问来加快这一过程，并对来访者由回顾创伤事件所产生的思维与感受的探索给予支持。这种叙述性干预策略可以帮助来访者更好地了解事件的发生、发展以及背景，更好地了解自己认知过程的前因后果，帮助来访者以更加全面的眼光看待创伤事件。

（三）认知改变

以往研究表明，来访者在治疗过程中回忆和加工消极记忆时有可能产生思维模式的改变，并且来访者的认知改变需要在适当的情绪激活中产生。Rogers 和 Silver（2002）认为，伴有焦虑障碍的个体会对焦虑的性质产生错误的知觉，认为如果逃离了创伤事件，焦虑就会消失。但现实往往是这种焦虑一直到创伤事件结束后还存在，属于一种对创伤记忆的条件化反应。

来访者在回忆、加工创伤记忆时会重复体验到焦虑感，这时咨询师应该建立一种安全的治疗环境，让来访者将焦虑看作一种情绪，而不是危险即将来临或者心理失去控制。比如，在新冠肺炎疫情发生时，许多遭受病毒折磨的患者可能由于病毒的侵害出现窒息感、频死感，而在病情恢复之后，稍有呼吸急促、虚汗等反应时也会产生焦虑、害怕等反应。咨询师应该与来访者共同探讨这段经历，对过去与现在各个方面的差异进行比较，让来访者意识到自己的这些情绪不会导致当时的结果。咨询师通过引导，帮助来访者意识到自己在不被摧毁的情况下也可以保持焦虑，提高来访者的安全感，缓解焦虑产生的消极本质。

咨询师还可以引导来访者认识到在面对突如其来的创伤事件时，自己是无法控制的，自己能做的事情是非常有限的。举例来说，新冠肺炎疫情发生后，许多感染者都是以家庭为单位，家庭中可能会有成员在疫情中丧失了生命，这种丧亲不但是突发的、未曾预料的，并且还无法与亲人作最后的道别。因此，创伤事件导致幸存者的情绪反应是非常强烈的。部分来访者可能会错误认识自己出现的情绪反应，或者认为自己快要"疯了"，还有来访者可能会否认亲人离世的事实，不接纳自己出现的哀伤反应。咨询师应鼓励来访者回顾创伤事件，重新审视自己在事件中的位置，明白自己也是受害者，出现情绪反应是正常的。

二、情绪加工

（一）创伤加工再体验

在以创伤为焦点的心理治疗中，除认知干预外，还需要对来访者的情绪加工进行干预。情绪加工主要是激发来访者由于创伤恐惧而产生的错误信念，将其改变为正确的知觉、信念，消除来访者的恐惧性反应。自我创伤模型（Briere，2002a）的观点认为情绪加工的一般流程包括当个体暴露于创伤性记忆情景时，无论是处于创伤事件环境中还是回忆起创伤事件，都会激发与之相联系的外显或内隐记忆，引发条件化的情绪反应，但情绪反应并未得到强化，反而由相反的情绪形成反条件反射作用，消除最初的记忆——情绪联结。自我创伤模型强调由创伤记忆引起的情绪激活并不会在环境中得到强化，反而会在安全的咨询环境中逐渐消失。

遭受心理创伤的个体在创伤事件发生后会进行一种本能加工，即不断重复一些悲伤记忆的部分表征，当然，这也体现了个体对创伤事件的一种适应，对与创伤记忆相联系的条件化情绪反应的一种脱敏尝试。但当创伤事件对来访者的伤害远远超出来访者的承受能力时，他们无法接受现实的冲击，而往往会采取一种回避的方式。新冠肺炎疫情的发生，使许多人失去了自己的亲人、好友，大多无法与他们进行道别，这种忽然的离别导致巨大的打击，因此许多受害者采取回避、否认的态度来保持内心的平衡。在这种境况下，这种"侵袭—消退"的加工方式往往是无效的，反而让来访者重复无效的创伤体验。

但自我创伤模型强调，当咨询师过分心急或生硬地除去这种"回避"症状，很可能会威胁来访者的内部平衡。因此，咨询师应该寻找一种方式，在来访者暴露于创伤性记忆的同时，能够监督和控制其情绪的激发。这要求咨询师采取调整或"滴定"创伤暴露的程度，与不同程度的心理创伤者进行匹配。还有一些研究指出"延长暴露疗法"（鼓励来访者以第一人称，用现在时态最大程度地暴露创伤经历）对于遭受重大或复杂创伤应激事件的个体而言有一定的疗效。对于大多数心理创伤者而言，心理治疗应该在治疗性窗口的设置下进行。

（二）治疗性窗口

治疗性窗口是指在心理治疗中，对来访者的创伤性情绪激发的程度适中，既不会让来访者感到太过强烈而导致情绪崩溃，也不会太过柔和而达不到治疗效果。"低于"

治疗窗口是指咨询师对那些能够接受进一步暴露的来访者提供过多的支持，关注或过于回避创伤性材料。"高于"治疗窗口是指提供太多情绪激活而导致来访者情绪崩溃，往往在这种情况下，来访者会通过争论或者打断来阻止治疗的关注点或进程。采用创伤性治疗窗口的干预策略，在不摧毁来访者内部保护系统、采取回避型策略的情况下，能帮助来访者激发创伤性记忆，促进对其的再加工。

治疗性窗口要求用"滴定"的方式暴露创伤材料，在不同的治疗时段仔细调整治疗性暴露强度。控制治疗强度即对来访者在治疗过程中情绪激活的察觉及调整，一般来说，治疗前期与治疗后期的强度较低，治疗中期的强度最高（呈倒"U"形）。治疗的最理想效果是指导来访者在冷静的状态下唤起情绪，这种情绪唤起的程度低于治疗开始时体验的水平。

但是对于部分新冠肺炎疫情的受害者来说，这次事件已对他们造成了严重的心理创伤，条件化情绪的激活已经使其无法承受，或者部分受害者已经失去了情绪调控能力、出现高度焦虑等，暴露疗法则可能会产生相反的效果，咨询师应该合理使用其他如情感支持、认知干预等策略，为情绪加工做好铺垫。

（三）创伤加工

治疗性窗口的创伤加工过程主要包括五个部分：暴露、激活、差异性、去条件化及脱敏。这五个部分的顺序并不是固定的，重要性也并非完全一样，来访者应该在治疗过程中学会运用情绪调控，降低应激水平。

1. 暴露

暴露是指引发来访者创伤性记忆的活动，治疗性暴露是一种重复性或扩展性暴露，目的是降低焦虑，这种刺激本身无害，却会使来访者产生恐惧。创伤治疗中的暴露技术包括延长暴露疗法（见上文，一种适用于成人创伤的疗法）和一种系统脱敏疗法的变式，即在安全的治疗环境中，让来访者对轻、中等刺激强度的创伤事件进行回忆，创伤事件强度在言语表达中逐步加强。咨询师应将治疗性窗口的"大小"在咨询过程和咨询次数变化中进行适当调整，因此，暴露既包括回忆创伤事件，也包括咨访双方对创伤事件的讨论。

通过暴露技术，让来访者有意识地去加工，有可能造成反直觉反应，这是一种积极的反应。尽管暴露疗法的功效已得到了广泛的认可，但是来访者可能会出现回避创伤资料的表现，咨询师应对来访者治疗初期的阻抗反应有所预料。因此，咨询师的重要工作之一就是预先解释和说明暴露的基本原理和大致方法：（1）向来访者解释再体验会导致痛苦，但这是心理尝试自愈的重要途径；（2）如果能对事件进行讨论，可以帮助他降低与创伤相联系的痛苦与恐惧；（3）暴露可能会引起闪回、噩梦的频率，但这不是坏的征兆，可以将情况告诉我；（4）如果回忆太过痛苦以致无法承受，可以立即提出终止讨论。

另外，家庭作业也是暴露的一种形式，同上文认知干预家庭作业的要求一样。以感染新冠肺炎遭受心理创伤的幸存者为例，咨询师可以这样说：

"尝试就这次疫情事件写一到两页纸，包括你能够回忆起来的、尽可能多的细节，写得越具体越好——比如说，发生了什么，你有什么感受，你当时的想法，你还记得别人说了什么，你做了些什么，你可以分多次完成，在下一次来访时，你朗读一遍，如果太过痛苦，可以停止，但还是尽可能多地朗读。"

由于家庭作业是以文字进行，咨询师应该就来访者的书写表达能力灵活调整，如果受害者出现多种创伤，可以适当增加练习次数。

2. 激活

激活，出现在暴露过程中，是指创伤导致的消极认知反应和由创伤记忆引发的条件化情绪反应，包括内疚、恐惧、哀伤等。激活同样会激发与这次记忆相联系的其他认知与情感。比如，疫情导致亲人突然离世，自己无法与之进行道别，这个刺激激发起小时候曾经的离别体验或者是更深层次的创伤记忆，那么这就发生了治疗性的激活。激活对于消除创伤记忆的情绪-认知联结有重要作用，可以促进认知加工过程。这就要求：（1）情绪被激活；（2）不能得到强化；（3）让创伤记忆与安全感和积极感受之间建立联系，即形成反条件化。由于被激活的情绪-认知反应在治疗中的重要性，因此在不同的个案中，激活水平要进行调整，使其纳入治疗性窗口。

对于情绪调控能力强的来访者，我们可以采用一些增加激活的方法，增加个体的自我觉察。首先，对于回避状态相对较轻的来访者，我们可以询问如下问题：

"当事情发生时，你的感受是什么？你现在的感受是什么？"

"当你回忆起你的遭遇，你是否意识到你内心的情感感受？"

"你说你只是觉得心里堵得慌，你能具体描述一下吗？"

另外，咨询师可以间接将来访者的注意力引到自身回避性上，增加其与创伤的接触程度。当激活来访者条件化情绪反应的效力显现出来时，咨询师可以进行适当鼓励和建议："你做得很好，试着保持下去。"除此之外，咨询师还可以通过询问更具体、更详细的创伤事件来增加情绪体验。举例来说（仅部分对话）：

咨询师：你还记得当时发生了什么吗？

来访者：（单调的语气）我的姑奶奶当时患新冠肺炎了（看向四周）。

咨询师：她现在怎么样？还好吗？

来访者：（声音有点提高）她已经去世了。

咨询师：（停顿）具体发生了什么，可以和我说说吗？

来访者：她当时还是轻症，谁知道十几天后病情恶化了（低头，声音颤抖），爷爷一直想去看看，可是我阻止了，因为爷爷身体也不好，我害怕他被感染。我尝试出去，可是路都封了，所以就一直待在家，不久前得知她去世了，我无法帮助她。我也必须保护我自己（用手捂住脸）。

从以上案例可以看出，当咨询师观察到来访者未出现情绪调控不足的表现时，可以进一步进行情绪激活和加工。在本例中，还可以运用认知干预帮助来访者降低内疚感和自责。

总体来看，激活的强度主要取决于：（1）来访者自身情绪调控能力；（2）创伤的严重程度；（3）暴露水平。即当来访者的情绪调控能力太低、情绪过于激动、创伤事件极端严重或者来访者在治疗中变得高度解离时，咨询师应该先进行支持性干预或稳定性技术。但实际情况是很多激活程度对我们来说是不清晰的，可能会出现治疗性窗口过高，但来访者并未表现出崩溃的反应。在这种情况下，来访者更可能表现出治疗过程的迟到、爽约，治疗结束后的自伤、物质滥用等。因此，避免这种情况是很重要的，我们可以采取以下一些干预策略：（1）呼吸训练等放松练习（见第五章），必要时进行认知干预；（2）肯定来访者为治疗做出的努力；（3）咨访双方共同讨论，制订问题解决策略。

3. 差异性

除暴露与激活外，还需让来访者感受到与创伤联系的条件化情绪反应（恐惧、焦虑）与现实世界（物理上还是情绪上都是安全的）的差异性，从而使最初记忆和情绪得不到强化。

许多研究已证明差异性状态的有效性，这就要求发生创伤激活的环境必须是安全可靠的，这种安全性不仅包括生理上不会受到侵害，不会受到言语的批评，并且包括阻止来访者在治疗中出现情绪的压垮。

4. 反条件化

反条件化产生于充满支持、理解和关怀的治疗环境中，比如因关闭离汉通道前离开武汉而遭遇网络谩骂的来访者，在治疗师身上得到的是接纳与理解，与之前被辱骂相联系的情绪没有得到强化，反而会因为积极的感受状态而得到弱化。这种被接纳和被理解的友好治疗关系带来的积极情感刺激，对治疗过程是有积极作用的。

另外，反条件化可以让来访者在充满支持性的环境中释放自己的情绪，"大哭一场"或其他情绪表达形式也能减轻痛苦。

5. 消退

总之，在一个充满支持的、安全的、积极关系的、能够进行情绪表达的治疗环境中，对创伤事件进行加工，可以打破记忆和情绪之间的联结，降低来访者的负面情绪。

三、治疗的基本流程及结构框架

本章在前文中介绍了很多针对心理创伤的认知加工及情绪干预策略，在本章的结尾希望能总结一下实施这些干预策略的整体环境。新冠肺炎疫情的发生几乎对任何一个人而言都是一个应激事件，尤其对遭受感染后治愈的幸存者与失去亲人的受害者而言，这种心理创伤是巨大的。咨询师对他们的创伤治疗应给予特殊的关注，对无法承受的来访者先给予情感支持，而对拥有良好情绪调控能力的来访者可以按照下列治疗的操作流程：

（1）向来访者详细解释操作流程及意义，治疗开始前先征得他的同意，告知他在治疗过程中可能会出现痛苦的情绪体验，如果太过痛苦，可以随时终止。

（2）鼓励来访者尽可能放松，如果来访者表现得很焦虑，可以引导其做放松训练。

（3）让来访者缓慢且详细地描述、回忆创伤事件。

（4）鼓励来访者将感受到的情绪立即表达，但咨询师不要逼迫其表达。当情绪反应高于治疗性窗口时，治疗师应谨慎地中断，并对之前的努力进行肯定。

（5）帮助来访者将注意力保持在特定的主题上，关注此时此地，让来访者知道这里是温暖、安全的。

按照需要，多种治疗时段均可使用以上步骤。

以上操作流程同样因人而异，是一种承上启后、持续的治疗手段。总体来说，治疗还是应遵循一个基本的结构，咨询师在治疗结构下根据来访者需要、个体特征、实际情况进行调整。参照 Briere（2014）的《心理创伤指南》，结合新冠肺炎疫情下心理创伤的实际情况，我们建议一次治疗的基本流程如下：

1. 开始阶段（5~15分钟）

（1）讨论上一次治疗后发生的变化（是否出现新的创伤？是否出现自伤、自残行为?），以确保来访者的身体健康。

（2）与来访者探讨上一次咨询结束后的内心体验，侵袭性或回避性反应是否增加，如果增加，肯定这种体验。如果情绪体验太过强烈，则适当调整激活水平。

2. 中期阶段（20~30分钟）

（1）在治疗性窗口下，提供认知加工和情绪干预。

（2）如果加工明显受阻，可以将注意转向创伤较小事件或来访者生活中。

3. 后期阶段（15~25分钟）

（1）强化来访者创伤加工的过程，对其给予鼓励。

（2）询问加工过程中的情感体验，在必要时给予安慰。

（3）当出现认知歪曲时，提供认知干预。

（4）当出现激活水平过高时，采用情感支持、稳定化技术等方法降低唤起。

4. 结束阶段（5~10分钟）

（1）必要情况下，可以提醒来访者创伤加工会导致闪回、梦魇的增多，但这是正常的，治疗效果可能会产生延迟，但是有成效的。

（2）如果来访者在治疗时段出现危险，应共同商讨安全性计划。

（3）对来访者的努力给予肯定，总结本次咨询过程。

（4）约定下一次咨询的时间与地点。

第三部分

其余疫情常见心理问题的解答

新冠肺炎来势汹汹，蔓延迅速，人们的健康和生命安全受到威胁，担忧、焦虑、恐慌等情绪蔓延。本章节将对其余疫情中常见心理或精神问题和一些其他问题进行解答。

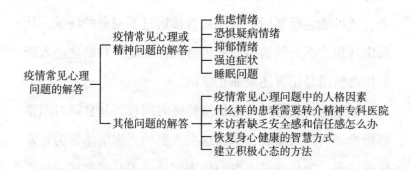

一、疫情常见心理或精神问题的解答

（一）焦虑情绪

1. 焦虑情绪的内涵和躯体表现

焦虑情绪是指与处境不相称的痛苦情绪体验，典型特征是没有确定客观对象和具体、固定观念内容的提心吊胆。焦虑情绪作为一种情绪状态，会在人们的日常生活中经常出现，常常表现为呼吸急促、出汗、心跳加快、口干、紧张、不安、担心、烦躁、易动怒等反应。

2. 新冠肺炎疫情下人们的焦虑情绪

由于新冠肺炎疫情的严重性，部分人群可能因为无法确定自己是否曾与一些感染者有过接触而导致多虑、多疑情绪，进而出现坐立不安、反复多想的行为。他们可能会把身体的一些细微变化与自己是否感染新冠肺炎联系起来，还可能会反复回忆自己是否接触过不安全的场景，从而出现焦虑不安的情绪。心理咨询师要能够判断这些人群的焦虑情绪是正常还是非正常的。

如果这类人群的焦虑情绪持续时间较短并且随时间推移慢慢减弱进而消失，那么这类人群的焦虑情绪即为正常焦虑情绪。如果这类人群的焦虑情绪随着时间推移一直没有消失，并且对个人正常的工作、生活、学习产生了不利影响，这类人群的焦虑情绪就属于非正常焦虑情绪。

3. 如何帮助此类人群克服焦虑情绪

当此类人群出现焦虑情绪后，心理咨询师可以根据来访者的情况运用以下方法帮助他们克服焦虑情绪：

（1）避免过分关注：当焦虑情绪发生时，不要对自己的焦虑情绪过分关注，应当将注意力投入自己的工作中去，从工作中寻找乐趣，发现意义，看到力量与能量。

（2）学会自我暗示：当感到焦虑时可以这样自我暗

示——"焦虑就像感冒，很快就能自己好的"，这种自我暗示有利于放松自己，克服焦虑。

（3）学会减压：过大的压力是导致焦虑情绪出现的一个主要因素，应当找到适合的减压方式，比如追剧、旅游、插花等。

（4）学会倾诉：一些令人不快的事情憋在心里，很容易让人感到焦虑。不如找一个好朋友吐露心中的不愉快，倾诉可以帮助克服焦虑。

（5）寻求专业帮助：如果感到持续的焦虑，始终难以自我缓解，可以主动寻找心理咨询机构或者医院，寻求专业人员的帮助。

（二）恐惧疑病情绪

新冠肺炎疫情中，有些人感觉身体不舒服，却不敢出门和去医院，甚至有些人怀疑自己已经患上了新冠肺炎，头脑里会反复出现各种担心，引发恐惧疑病情绪。

恐惧疑病情绪的疏导方法：

1. 正确的心境反应

咨询师可以用正常化技术，让当事人了解传染病暴发的确会带来巨大的压力，甚至造成心灵的创伤，因此产生一定的消极情绪是十分正常的。即使发现自己出现了一些平时不常出现的心境反应，也不必视之为洪水猛兽，不必对此有过多的心理负担。咨询师应帮助患者接纳这些情绪，从而更好地生活和应对疫情。

2. 科普疫情知识、获取正确信息

科普疫情知识，通过认真观看电视节目和权威媒体关于新冠病毒肺炎的报道，让当事人获取正确信息，了解病毒性质，对疫情做到"心中有数"。另外，在报道越来越多的情况下，应增强信息真伪判别能力，不因频繁报道而产生恐慌心理。要化恐慌为认真、科学、适度的个人防护。只要认真做好防护了，就不必再有更多的担心。

3. 建议当事人自我调节情绪

建议当事人自我调节情绪，自我放松减压，可以开展正念冥想和适当的运动，如做健身操、打太极拳、八段锦等。

4. 建立人际连接

可以用电话、短信、微信或视频方式加强与亲友的交流，从他们那里获取支持，汲取温暖和力量。

5. 去做更有价值感、更有意义的事情

克服自己的恐惧，去做建设性的工作的时候，会有更多的自我肯定，也能够增加对环境的掌控感。

（三）抑郁情绪

1. 抑郁情绪的内涵

抑郁情绪主要表现为情绪低落、消极悲观、孤独、无助、无望等情绪状态，伴有失眠、食欲减退等身体不适感。

2. 抑郁情绪与抑郁症的区别

（1）时间长短。通常抑郁情绪的变化有一定时限性，是短期的，人们通过自我调适就能恢复心理平稳状态。但当它持续的时间过长、症状明显加重、影响到个体的社会功能时，抑郁情绪就转变为抑郁症了。

（2）原因明确程度。正常人的抑郁情绪是基于一定的客观事物，有明确的原因，而抑郁症通常是无缘无故地产生，缺乏客观精神刺激的条件。

（3）病情轻重程度。正常人的抑郁情绪程度一般较轻，抑郁症患者的抑郁情绪程度较重。

（4）恢复能力。正常人的抑郁情绪是当生活事件解决时会自然缓解，而抑郁症则会反复发作，每次发作的基本症状大致相似。

3. 如何克服抑郁情绪

（1）控制好自己的情绪：遇到抑郁情绪发生时先不

要着急，深呼吸，给自己一些时间冷静下来，冷静后再对事情做判断；想事情要尽量朝积极向上的方向，不要过于悲观。

（2）加强与外界的沟通：多参与一些公众活动，多尝试走出去，可以找一些有共同兴趣爱好的同龄人参与到有共同话题的活动中。

（3）培养自身的自信心：每天早上上班前，对着镜子为自己打气，学会发现身上的优点，而不是一味地自我批判。

（4）不要做一个工作狂：工作是要努力，但是下班之后不妨让自己轻松一下，参与一些活动，做到劳逸结合。

（5）要放平自己的心态：放平心态，不要给自己过多的精神压力，转换一下思维和看问题的角度。

（6）尝试放慢生活节奏：学会有意识地放慢生活节奏，甚至可以把无所事事的时间也安排在平时的日程表中，要明白悠然和闲散并不等于是无聊，无聊的生活才是没有意义的。

（7）适当锻炼：锻炼可以给人一种轻松感和对自己的掌控感，有利于缓解抑郁情绪。但锻炼必须有适当的强度、持续时间和频率，才能达到预期效果。

（8）适当哭泣发泄情绪：哭是解除紧张、烦恼、痛苦的好方法。在悲痛欲绝时大哭一场，可使情绪平静。

4. 如何治疗抑郁症

（1）药物治疗：药物治疗是治疗抑郁症的主要方法，尤其是中度以上抑郁症。临床上可用来治疗抑郁症的药物比较多，选择性5-羟色胺再摄取抑制剂是比较常用的一种。此外，去甲肾上腺素和特异性5-羟色胺能抗抑郁，5-羟色胺和去甲肾上腺素再摄取抑制剂等对抑郁症也有明显效果。

（2）心理治疗：心理治疗也是抑郁症治疗必不可少的解决方法，包括认知行为治疗、人际治疗、婚姻和家庭治疗、支持性心理治疗等方法。心理治疗通常需要比较长的一段时间才能见效，所以患者一定要配合和坚持才能有治疗效果。

（3）物理治疗：如果抑郁症情况比较轻微的话，还可以尝试重复近年兴起的有明显效果的经颅磁刺激治疗方法。

（四）强迫症状

1. 强迫症状的主要表现

主要表现为怕受感染而反复洗手、强迫检查、反复消毒家具与生活环境等对身体过分关注的行为。

2. 强迫症状的主要治疗方法

（1）森田疗法：森田疗法的"顺其自然、为所当为"为强迫症患者指明了正确的方向。"顺其自然"不是"任其自然"，对自己的症状不加控制任其发展是错误的，只会强化其症状。真正的"顺其自然"指的是对症状想法、情绪等做到接纳，不去控制它、排斥它、解决它，让它自然地变化，同时"为所当为"，做自己此刻应该做的事情。

（2）认知行为疗法：认知行为疗法侧重于改变认知，以推翻错误或不合理的认知为基础，重建新的合理认知来改变行为和情绪。认知行为治疗，能够帮助患者加深对强迫症状的理解和洞察，增强患者正确应对强迫症状的能力，促进其心理发展和成长。

（3）精神分析疗法：精神分析疗法更多通过精神分析技术帮助强迫症患者理解症状产生的原因，如家庭关系、生活方式、个性形成等，强调通过领悟、改变情绪体验以及强化自我人格力量的方法去分析和解释各种强迫症状之间的矛盾冲突，以此达到治疗的目的。精神分析更多是分析早年的创伤，探讨症状背后的原因，不足之处是起效慢，治疗时间较长。

（五）睡眠问题

1. 睡眠问题的主要表现

主要表现为入睡困难、睡眠不深、睡眠时间缩短、易醒、醒来后再入睡困难，严重者可发展为睡眠障碍，白天精神差，社会功能受损。

2. 如何克服睡眠问题

（1）心理调节法：有睡眠问题的人大多有共同的特点，如性格敏感、多疑、自信心不足、固执、犹豫不决、完美主义、爱担心、易焦虑等。心理咨询师对这些人的建议是：别把能否睡着太当回事。睡眠也是人身体的自然反应，困了就想睡觉，不要人为地去控制它，越让自己别想了，自己就越发胡思乱想，停不下来，应该采取顺其自然的态度。当你不控制情绪和思维时，也许反倒能自然而然地入睡。

（2）行为调节法：上床后，如果感到脑子特别清醒毫无睡意，那么就立即起床工作，直到感到有些倦意时，再关灯上床。入睡后，如果中途醒来，不要睁开眼睛，轻轻地翻个身再睡，不要开灯看表。

（3）食物调节法：有时失眠是由心绪不宁导致的，

可能是大脑血清素不足而引起的，这时可以喝一杯热糖水，喝下去的糖水产生大量的血清素，抑制大脑上皮层的兴奋，帮助睡眠。

二、其他问题的解答

（一）疫情常见心理问题中的人格因素

有些人属于偏执人格，有些人属于反社会人格，有些人属于边缘人格。不同的人格看待问题有不同的方式，如偏执人格：看问题狭窄、偏激、认死理，平时理智的人变得固执、钻牛角尖、蛮不讲理。偏执人格也可表现为过分自我关注，注重自身感受、想法、观念等内部世界，而不是外部世界。

在新冠肺炎疫情中，由于人格特征的原因，某些人不愿意接受正确的认知，不听从政府的指导，不遵守疫情防范要求。他们的思维出现明显的偏执、绝对化和灾难化，难以听从别人的意见，变得敏感、多疑，对疾病进行否认，对家人或其他人要求苛刻，对社会不信任，对生活觉得不公平。他们还容易出现冲动行为，表现为谩骂他人、侮辱他人、违反规则等。

咨询师帮助此类人群的方法如下：

（1）运用情感支持技术，给当事人稳定的安全感、共情与抱持。

（2）运用积极心理学的方法，帮助当事人合理宣泄、转移、代偿、升华、放松等。

（3）加强社会关系联结，引导当事人多与家人、亲友倾诉，从而获得理解、支持与陪伴。

（4）发展社会资源，如社区服务提供更多的帮助和关心，使当事人渡过难关。

（5）运用认知与行为疗法帮助当事人做出一些行为上的改变。

（6）预防此类人群的过激情绪和不理智行为可能带来的伤害。

（7）在疫情之后可以通过专业的心理治疗帮助当事人进行人格的重新建构。

（二）什么样的患者需要转介精神专科医院

（1）各类精神疾病发作期的患者，如有严重的幻觉、妄想、兴奋、躁动、思维紊乱的患者；

（2）有暴力攻击或明显自伤、自杀行为的患者；

（3）疑似精神疾病患者或精神疾病诊断不明确者；

（4）药物治疗过程中出现与抗精神病药物相关的急性毒副反应；

（5）在家维持治疗效果不好，病情复发或加重的精神疾病患者；

（6）在疫情中，家庭、社区无力监管需住院治疗的精神疾病患者。

（三）来访者缺乏安全感和信任感怎么办

有些人对国家、对政府、对社会机构（医疗机构）、对他人严重缺乏信任感。受个别事件、个别人的案例影响，有些人负性情绪爆满。还有些人由于相关专业知识匮乏，对医护人员产生不信任感和抵触情绪。

咨询师可以通过如下方法帮助来访者提高安全感和信任感：

（1）通过积极关注，可以帮助当事人重建安全感，更有力量地面对与疾病的"战斗"，缓解疾病带来的心理压力。

（2）当被隔离的时候，当事人可以尝试观察和关注所处环境中能够带来的安全感信息，比如严格防控的环境、积极响应的医护人员、国家和社会对疫病治疗的物质支持、当事人症状所得到的部分改善、心理压力的减轻等。

（3）让当事人重复告知自己这些已经找到的客观存在的安全信息，不断地自我暗示能够调整灾难化、绝对化的消极认知。

（4）由于相关专业知识的匮乏，当事人可能产生对医护人员的不信任感和抵触。可以通过权威官方网站获取知识与信息，从而增加信任感与安全感。

（5）通过一些积极正向的暗示、正念冥想等方法激发当事人内在力量，从而恢复信心去面对压力。

（四）恢复身心健康的智慧方式

疫情中当事人感到身体不适时，因为对疾病的不确定、对健康的担忧、对死亡的恐惧，会有各种各样的负性情绪反应，那么如何来应对这些压力，从而智慧地恢复身心健康？

咨询师可以帮助当事人从以下几方面去做调整：

（1）正常生活作息：保证每日正常饮食和睡眠，合理安排工作、学习和锻炼。

（2）内心的自我觉察：新冠肺炎相关的爆炸信息激流引发了人们巨大的焦虑感和无力感。当事人需要放下手机，适当地与网络保持距离，留出足够的时间去倾听自己内心的声音，去觉察自己的情绪。

（3）试着让当事人学会享受安静的独处时光：丰富自己的生活，转移注意力，远离喧嚣的人群，享受短时的独处，可以看看想看的书和娱乐节目、听听喜欢的音乐，或者做手工、绘画、写日记等。

（4）建立人际联结：虽然被居家隔离或留院观察，但这并不意味着与他人的关系也要"被隔离"。建议当事人用电话、短信、微信或视频方式加强与亲友的交流。尽可能找谈得来的人交流，找能谈私人话题的人交流。与人交流即是释放，是最有效的舒缓情绪的方式，也是最重要的维持情感联系的方式。从亲人那里获取支持，汲取温暖和力量，增强战胜疾病的信心。

（5）做有意义、有价值感的事情：对抗失控感、焦虑感的最有建设性的做法是克服自己的恐惧，去做更有价值感、更有意义的事情。帮助他人、关心他人、做建设性的工作的时候，会有更多的自我肯定，能够增加对环境的掌控感。可以给身在疫区的好友表达关心，用自己的能力去做一些相关的科普宣传，分享疾病防范信息、生活小窍门，阅读一本好书等。

（6）适度活动、合理情绪宣泄：尽管生活空间受到了限制，但仍然需要通过安排一些活动来获得对生活的掌控和愉悦的感受。当事人在情绪悲伤和低落时，或者因恐慌而对疫情过度关注时，就需要通过安排更加丰富的活动改变消极的情绪，防止情绪的进一步恶化。

（五）建立积极心态的方法

（1）宣泄：选择适当时间、地点、对象，采用适当方法将自己的恐慌、痛苦等表达出来。

（2）转移：将注意力指向无害的事物或从事有益的活动以减轻痛苦。

（3）代偿："失之东隅，收之桑榆。"改变目标，以一方面的成功弥补另一方面的失败。

（4）升华：化悲痛愤怒为力量，将应激唤起的能量投入对人、对己、对社会都有利的方向上去，使其富有建设性和创造性。

（5）放松：通过深呼吸放松肌肉，想象成功经历或美好景色等来减轻或消除紧张症状。

（6）脱敏：循序渐进地接触敏感事物，以克服恐惧、焦虑、抑郁等。

（7）幽默：以乐观的心态健康调侃或自我解嘲，给生活带来笑声，缓解紧张气氛。

（8）自我安慰：在重大而无力挽回的挫折面前，适当地运用"酸葡萄效应"和"甜柠檬效应"不失为一种有益的应对策略。

（9）援例：×××比我更倒霉。

（10）满贯：做最坏的打算。

（11）激发内在力量：回想自己以往是否遇到过类似的困境或挑战。思考当时是如何成功应对的，是否有一些策略可以应用到现在，调动内在资源，增进积极情绪，提升心理弹性。

◎ **案例分析**

求助者基本情况：男性，60岁，自从新冠肺炎疫情发生以来，晚上开始慌张、失眠、体温微热 37.5℃~37.7℃。妻子是一名护士，因为新冠肺炎确诊已住院。现在求助者惶惶不可终日，怕自己被确诊。他认为妻子得了病，他们是亲密关系，他肯定也得了这个病，于是就焦虑不安，无法安静入睡，要求安排住院。焦虑的情绪导致他生活起居完全无法正常进行，厌食，连水都是强迫自己喝一口是一口。

案例分析：由于求助者对新冠肺炎缺乏认识，且对妻子不够信赖，引发了焦虑和恐惧情绪。心理咨询

师可以通过与求助者建立良好的咨询关系，让其感受
到安全、放松，以便于他表达自己的恐惧和焦虑情
绪。咨询师在倾听过程中须做到完全的陪伴与共情，
待其情绪稳定后，让其意识到感受代表的不一定是事
实的真实面貌，通过改变其认知，帮助他走出恐惧和
焦虑情绪，慢慢地接纳、肯定、相信自己，逐步恢复
到平静状态。

参考文献

[1] 郭念锋，等. 国家职业资格培训教程·心理咨询师
（三级）［M］. 北京：民族出版社，2015.

[2] 江光荣. 心理咨询的理论与实务（第二版）［M］. 北
京：高等教育出版社，2012.

[3] 梁宝勇. "非典"流行期民众常见的心理应激反应
与心理干预［J］. 心理与行为研究，2003，1（3）：
223-230.

[4] 林锐，刘颖，张如飞，张虹. 针灸治疗创伤后应激
障碍临床评价指标的选择［J］. 辽宁中医杂志，
2011，38（07）：1430-1431.

[5] 刘贤臣，马登岱，刘连启，等. 心理创伤后应激障
碍自评量表的编制和信度效度研究［J］. 中国行为
医学科学，1998（02）：14-17.

[6] 徐凯文，等，译. 心理创伤的治疗指南［M］. 北京：

中国轻工业出版社, 2009.

［7］余萍. 心理创伤及 PTSD 常用量表研究［J］. 神经损伤与功能重建, 2010, 5（04）: 293-296.

［8］张桂青. 新型冠状病毒肺炎疫情下的心理危机干预［M］. 北京: 中国劳动社会保障出版社, 2020.

［9］Briere J. N. , Scott C. Principles of trauma therapy: A guide to symptoms, evaluation, and treatment（DSM-5 update）［M］. London: Sage Publications, 2014.

［10］Cloitre M. , Koenen K. C. , Cohen L. R. , et al. Skills training in affective and interpersonal regulation followed by exposure: a phase-based treatment for PTSD related to childhood abuse［J］. Journal of Consulting and Clinical Psychology, 2002, 70（5）: 1067-1074.

［11］Connor K. M. , Davidson J. R. SPRINT: a brief global assessment of post-traumatic stress disorder［J］. International Clinical Psychopharmacology, 2001, 16（5）: 279-284.

［12］Cook A. , Spinazzola J. , Ford J. , et al. Complex trauma in children andadolescents［J］. Psychiatric Annals, 2017, 35（5）: 390-398.

［13］Davidson J. R. , Book S. W. , Colket J. T. , et al.

Assessment of a New Self-rating Scale for Post-traumatic Stress Disorder [J]. Psychol Med (S0033-2917), 1997, 27 (1): 153-160.

[14] Ford J. D. , Courtois C. A. , Steele K. , et al. Treatment of complex post-traumatic self-dysregulation [J]. Journal of Traumatic Stress: Official Publication of the International Society for Traumatic Stress Studies, 2005, 18 (5): 437-447.

[15] Frank A. F. , Gunderson J. G. . The role of the therapeutic alliance in the treatment of schizophrenia: Relationship to course andoutcome [J]. Archives of General Psychiatry, 1990, 47 (3): 228-236.

[16] Herman J. L. Complex PTSD: A syndrome in survivors of prolonged and repeated trauma [J]. Journal of Traumatic Stress, 1992, 5 (3): 377-391.

[17] Myers J. E. B. , Berliner L. , Briere L. , et al. Treating adult survivors of severe childhood abuse and neglect: Further development of an integrative model [J]. Bureau of Justice Statistics, 2002: 175-203.

[18] Pearlman L. A. , Courtois C. A. Clinical applications of the attachment framework: Relational treatment of

complex trauma [J]. Journal of Traumatic Stress: Official Publication of the International Society for Traumatic Stress Studies, 2005, 18 (5): 449-459.

[19] Raue P. J., Goldfried M. R. The therapeutic alliance in cognitive-behavior therapy [J]. The Working Alliance: Theory, Research, and Practice, 1994, 173: 131-152.

[20] Resick P. A., Schnicke M. K. Cognitive processing therapy for sexual assault victims [J]. Journal of Consulting and Clinical Psychology, 1992, 60 (5): 748.

[21] Rogers S., Silver S. M. Is EMDR an exposure therapy? A review of trauma protocols [J]. Journal of Clinical Psychology, 2002, 58 (1): 43-59.

附录1
新型冠状病毒感染的肺炎疫期心理干预工作手册

本手册为在本次新型冠状病毒感染的肺炎疫期心理咨询师进行心理干预工作所提供的参考资料，根据国家卫健委《新型冠状病毒感染的肺炎疫情紧急心理危机干预指导原则》，参考湖北省心理咨询师协会心理救援热线实际工作经验及武汉精卫中心《"新型肺炎"心理热线危机干预（武汉建议）》等资料编写。

一、新型冠状病毒感染的肺炎疫情影响人群怎样分级

新型冠状病毒感染的肺炎疫情影响人群分为四级。干预重点应当从第一级人群开始，逐步扩展。一般性宣传教育要覆盖到四级人群。

第一级人群：新型冠状病毒感染的肺炎确诊患者（住院治疗的重症及以上患者）、疫情防控一线医护人员、

疾控人员和管理人员等。

第二级人群：居家隔离的轻症患者（密切接触者、疑似患者），到医院就诊的发热患者。

第三级人群：与第一级、第二级人群有关的人，如家属、同事、朋友，参加疫情应对的后方救援者，如现场指挥、组织管理人员、志愿者等。

第四级人群：受疫情防控措施影响的疫区相关人群、易感人群、普通公众。

二、怎样对求助者心理状况进行评估

咨询师对求助者要首先进行症状及程度评估，作为咨询和转介、转诊的依据。除了晤谈评估外，为使评估科学、规范，建议使用简单、实用的心理筛查量表。推荐的筛查量表为：

1. 焦虑抑郁情绪评估：推荐 PHQ-4 焦虑抑郁快查量表。量表一共只有四个问题，两个涉及焦虑，两个涉及抑郁，分别评分，每项评分 1~3 分，两项之和 3 分以上为筛查阳性。

2. 社会功能评估量表：如果患者情况比较重，推荐社会功能缺陷筛选量表（SDSS），以评价症状对社会功能的影响，作为转介或转诊的依据。

3. 自杀量表：如果明显抑郁，须进行自杀可能性评估。推荐使用自杀风险评估量表（NGASR）。严重者必须转介、转诊到精卫中心进行医学治疗。

三、心理热线接听技术

由于处于隔离状态，心理热线是咨询师与求助者之间心灵交流的主要形式，它需要咨询师在工作中要注意：

（1）全神贯注地听取求助者讲的每一句话，并做出相应的反应。

（2）帮助宗旨在于减轻求助者的心理压力，提高自信心与自我解决问题的能力。

（3）热线辅导者与求助者沟通对话须在征得求助者同意前提下，进行录音，对案例要求有整理的文字资料。

（4）疫期心理咨询，专业性强，要随时更新自己的抗击肺炎的知识，不要怕暴露自己的知识盲点。心理咨询师不是万能的，不需要在求助者面前充当上帝。不懂就学，无需不懂装懂，那样势必误导求助者，造成不良后果。

（5）以求助者为中心，对求助者的情绪表露宽容接纳，以心理疏导、倾听、陪伴等支持技术为主。注意症状后面的心理动机以及心理动机后面的心理驱动力，以利于有的放矢地进行支持治疗。

（6）充分利用社会、家庭资源，帮助求助者建立心理危机支持系统。

（7）建立随访机制，可以让求助者定期或不定期联系我们，以获得持续性的心理帮助。

四、心理咨询热线常见的公众咨询问题

（一）疾病咨询

单纯咨询有关预防新型冠状肺炎知识的人数占比过半，如体温、躯体症状、预防用药及能否治愈、治疗后遗症，等等。

（二）恐惧疑病情绪

有些出现低热的病人不敢去医院，有些患有躯体疾病或心理疾病的患者为此而导致病情加重。有些怀疑自己患了"肺炎"，出现躯体症状，造成反复量体温，喝水（热水），然后体温增加（喝热水后量体温，体温会增高），感无力、疲乏、没有食欲、胸闷、憋气等，导致多次到医院就诊，要求医生尽快给予确诊和治疗。

（三）疾病焦虑情绪

如有感到被新型冠状肺炎包围着，听到各类新媒体的报道，感到心惊肉跳，心神不安、坐卧不宁，有失控感。总担心"肺炎"会降临到自己和家人的身上，以至于有的人出现出汗、心跳增快、口干等神经功能紊乱的表现，有的人变得爱发脾气。

（四）抑郁情绪

感到悲观，精神振作不起来，易哭泣、心情不愉快，觉得没意思，食欲不振或暴食，有些出现体重下降甚至自杀倾向。

（五）睡眠障碍

出现难以入睡和睡眠时间缩短，白天精神差，生活能力受损。

（六）强迫症状

主要是反复洗手，手被洗得快要破了；有的出现强迫性思维，不能控制地反复想有关新型冠状肺炎的严重后果，不敢用手触碰物品，甚至不敢脱口罩吃饭，为此感到非常痛苦。这类人群会向咨询师反复求证。

（七）宣泄不良情绪，抱怨政府和医务工作者

（八）咨询信息

对暂时关闭离汉通道及疫情控制会持续多久没有确定感，被各种谣言吓到而打电话咨询。

（九）寻求安慰

医护人员因压力大，下班后寻求缓解心理压力。

五、确诊患者（第一级人群）的心理干预

（一）隔离治疗初期患者

1. 心理症状
麻木、否认、愤怒、恐惧、焦虑、抑郁、失望、抱怨、失眠或攻击等。

2. 干预原则
以支持、安慰为主。宽容对待患者，稳定患者情绪，及早评估自杀、自伤、攻击风险。

3. 干预措施

理解患者出现的情绪反应属于正常的应激反应，做到事先有所准备，不被患者的攻击和悲伤行为所激怒而失去医生的立场，如与患者争吵或过度卷入等。

在理解患者的前提下，除药物治疗外应当给予心理危机干预，如及时评估自杀、自伤、攻击风险，正面心理支持、不与患者正面冲突等。必要时请精神科会诊。解释隔离治疗的重要性和必要性，鼓励患者树立积极恢复的信心。

强调隔离手段不仅是为了更好地观察治疗患者，同时是保护亲人和社会安全的方式。解释目前治疗的要点和干预的有效性。

（二）隔离治疗期患者

1. 心理症状

除上述可能出现的心态以外，还可能出现孤独，因对疾病的恐惧而不配合、放弃治疗，对治疗的过度乐观和期望值过高等。

2. 干预原则

积极沟通信息、必要时请精神科会诊。

3. 干预措施

（1）根据患者能接受的程度，客观如实交代病情和外界疫情，使患者做到心中有数。

（2）协助其与外界亲人沟通，转达信息，建立社会支持系统。

（3）积极鼓励患者配合治疗的所有行为。

（4）帮助反映问题，尽量协助改善患者就医环境。

（5）必要时请精神科会诊。

（三）发生呼吸窘迫、极度不安、表达困难的患者

1. 心理症状

濒死感、恐慌、绝望等。

2. 干预原则

安抚、镇静，注意情感交流，增强治疗信心。

3. 干预措施

镇定、安抚的同时，加强原发病的治疗，减轻症状。

（四）居家隔离的轻症患者，到医院就诊的发热患者

1. 心理症状

恐慌、不安、孤独、无助、压抑、抑郁、悲观、愤

怒、紧张，被他人疏远躲避的压力、委屈、羞耻感或不重视疾病等。

2. 干预原则

健康宣教，鼓励配合、顺应变化。

3. 干预措施

（1）协助服务对象了解真实可靠的信息与知识，相信科学和医学权威资料。

（2）鼓励积极配合治疗和隔离措施，健康饮食和作息，多进行读书、听音乐、利用现代通信手段沟通及其他日常活动。

（3）接纳隔离处境，了解自己的反应，寻找逆境中的积极意义。

（4）寻求应对压力的社会支持：利用现代通信手段联络亲朋好友、同事等，倾诉感受，保持与社会的沟通，获得支持鼓励。

（5）鼓励使用心理援助热线或在线心理干预等。

六、疑似患者（第二级人群）的心理干预

1. 心理症状

焦躁、过度求治、频繁转院，或抱有侥幸心理、躲避治疗、怕被歧视等。

2. 干预原则

及时宣教、正确防护、服从大局、减少压力。

3. 干预措施

（1）建议宣教政策、相信医生，密切观察、及早求治。

（2）告知早期采用必要的隔离措施。

（3）服从大局安排，对家人说明情况，并按照规定报告个人情况，以及不服从医疗安排的法律风险。

（4）使用减压疗法、减少心理应激。

七、医护及基层、后勤相关人员（第三级人群）心理干预

1. 心理症状

过度疲劳和紧张，甚至倦怠，焦虑不安、失眠、抑郁、悲伤、委屈、无助、压抑，面对患者死亡产生挫败感或自责。担心被感染，担心家人，害怕家人担心自己。过度亢奋，拒绝合理地休息，不能很好地保证自己的健康等。

2. 干预原则

帮助自我调节，建议服从组织安排，定时轮岗，有问题寻求帮助。

3. 干预措施

（1）参与救援前进行心理危机干预培训，了解应激反应，学习应对应激、调控情绪的方法。进行预防性晤谈，公开讨论内心感受；支持和安慰；资源动员；帮助当事人在心理上对应激有所准备。

（2）消除一线医务工作者的后顾之忧，安排专人进行后勤保障，隔离区工作人员尽量定期轮换。

（3）合理排班，安排适宜的放松和休息，保证充分的睡眠和饮食。尽量安排定点医院一线人员在医院附近住宿。

（4）在可能的情况下尽量保持与家人和外界联络、交流。

（5）如出现失眠、情绪低落、焦虑时，应评估其社会功能。持续两周不缓解且影响工作者，需由精神科进行评估诊治。

（6）如已发生心理应激症状，应当建议及时调整工作岗位，寻求精神专业人员介入。

八、与患者密切接触者（第三级人群）的干预

1. 心理症状

躲避、不安、等待期的焦虑；或盲目勇敢、拒绝防护

和居家观察等。

2. 干预原则

宣教、安慰、鼓励借助网络交流。

3. 干预措施

（1）政策宣教、鼓励面对现实、配合居家观察。

（2）正确的信息传播和交流，释放紧张情绪。

九、有发热但不愿公开就医人群（第三级人群）的干预

1. 心理症状

怕被误诊和隔离、怕在就诊过程中被感染，或缺乏认识、回避、忽视、焦躁等。

2. 干预原则

解释劝导，不批评，支持就医行为。

3. 干预措施

（1）知识宣教，消除恐惧，不要讳疾忌医。

（2）及早就诊，相信医生，利己利人。

（3）抛除耻感，增强其对就诊过程中科学防护安全性的认识。

十、易感人群及大众（第四级人群）的干预

1. 心理表现

恐慌、不敢出门、盲目消毒、失望、恐惧、易怒、攻击行为和过于乐观、放弃等。

2. 干预原则

健康宣教，指导积极应对，消除恐惧，科学防范。

3. 干预措施

（1）正确提供信息及有关进一步服务的信息，不要相信谣言。

（2）交流、适应性行为的指导，对解除离汉离鄂通道管控后的生活方式给出建议。

（3）加强防护措施，不歧视患病、疑病人群。

（4）提醒注意不健康的应对方式（如饮酒、吸烟等）。

（5）自我识别症状，及时自查、互查，早发现，早诊治。

十一、居家隔离常用心理减压方法

1. 积极暗示法

有意识地利用语言、动作、回忆、想象以及周围环境

中的各种物体等对自己实施积极暗示，可以消除负性情绪，减缓心理紧张，使心理保持平静和愉快。如背诵名人名言、回味成功经历、精心打扮自己等。

2. 放松法

摆好舒适的姿势，排除杂念，闭目养神，尽量放松全身肌肉，采用稳定的、缓慢的深吸气和深呼气方法，有解除精神紧张、压抑、焦虑、急躁和疲劳的功效；吸气时双手慢慢握拳，微屈手腕，最大吸气后稍屏息一段时间，再缓慢呼气，全身肌肉呈松弛状态，确定适合自己的频率来重复呼吸。

3. 幽默法

这是心理环境的"空调器"。可以在微信圈，用幽默化解困境，维持心态平衡。

4. 宣泄法

宣泄是人的一种正常的心理和生理需要。悲伤忧郁时不妨向朋友倾诉；也可以进行一项你所喜爱的运动；或在家唱歌、跳舞等。

5. 音乐法

出现不良心理情绪时听一听音乐，做一次心理"按摩"，优美动听的旋律可以起到调适心情和转换情绪的效果，会让人缓解紧张焦虑的情绪，心情愉悦。

6. 阅读法

阅读自己喜欢的图书，观赏优美的影视节目，容易唤起愉快的生活体验，释放紧张，排解忧郁。

7. 接纳法

这是心理防御机制中一种随境而安的合理反应。培养自己适应各种环境的能力，古人云："随境而安。"面对新冠病毒感染的肺炎等各种各样的负性生活事件，以一颗接纳的心去对待，可以使你减少痛苦，拥有宁静。

8. 正念三步呼吸空间减压法

这个练习只需 1~5 分钟，让自己回归内在的平静。

第一步：去觉察现在的身心状态，把脚平放在地面上，后背挺直坐下。闭上双眼或只是向下望着前面不远的地方，不用聚焦在任何特别的东西上。把觉察带到你的身体上，并接受你所发现的任何感觉。可能是后背的紧张，可能是胸部的不适感，可能是有些焦虑，可能是担心着过去或将来发生的什么。

第二步：关注呼吸，把觉察带到呼吸的感觉上，集中注意在鼻尖、胸腔或腹部，任何你感觉呼吸最强烈的地方。深深地吸气、缓缓地呼，感觉到空气流动到呼吸系统的每一个部位，吸气时腹部微微隆起，呼气时腹部缓缓内收。至少持续三次完整的吸入和呼出，如果你愿意，可以继续更长的时间。当你走神的时候，放下那些念头，温柔地把注意带回到呼吸上。

第三步：扩大注意力到全身，将觉察范围逐渐扩展到整个身体，似乎全身都在呼吸，想象自己像一座大山，巍峨地矗立在那里。增加声音和听觉的体验，继续扩展觉察范围。仅仅只注意声音的出现和消失，不作评判。慢慢地睁开眼睛、环顾四周，把觉察带入接下来你所看、所想、所感、所说或所做的事情中去。

你可以借助舒缓的轻音乐或者正念冥想音频来更好地进行呼吸静坐的练习，经常练习，会让你学会与当下保持连接，增强觉知此时此地的意识能力。

9. 积极参与防疫工作

这是情感疗法理念的一种积极地转移情绪的方法，不消极地要求心理平衡，而是积极参加社会活动，通过力所能及地做一些工作，哪怕是极微小的贡献，或很小的成功，但也能体现出自我价值，从而达到不良情绪的升华。

十二、患者什么样的情况要转介精神专科医院

（1）各类精神疾病的发作期，如有严重的幻觉、妄想、兴奋、躁动、思维紊乱的患者。

（2）有暴力攻击或明显自伤、自杀行为的患者。

（3）疑似精神疾病患者或精神疾病诊断不明确者。

（4）药物治疗过程中出现与抗精神病药相关的急性毒副反应。

（5）在家维持治疗效果不好，病情复发或加重的患者。

（6）在疫病情况下，家庭、社区无力监管，需住院治疗的患者。

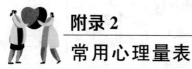

附录2
常用心理量表

量表1　　创伤后应激障碍检查表（PCL）

指导语：当您经历或目睹了无法预料的突发事件后，突发事件产生的痛苦情绪有时会在您的记忆中保留很长时间，并且每次回忆时都很痛苦。请您自己评估最近一段时间您的这一类反应，以及这些反应的严重程度（在最合适的分数上划"√"）。

1＝没有什么反应，2＝轻度反应，3＝中度反应，4＝重度反应，5＝极重度反应。

条　　　　目	评　　分				
1. 即使没有什么事情提醒您，也会想起这件令人痛苦的事，或在脑海里出现有关画面。	1	2	3	4	5
2. 经常做有关此事的噩梦。	1	2	3	4	5

续表

条　　目	评　　分				
3. 突然感觉到痛苦的事情好像再次发生了一样（好像再次经历过一次）。	1	2	3	4	5
4. 想起此事，内心就非常痛苦。	1	2	3	4	5
5. 想起这件事情，就出现身体反应，例如：手心出汗、呼吸急促、心跳加快、口干、胃痉挛、肌肉紧张等。	1	2	3	4	5
6. 努力地回避会使您想起此事的感觉或想法。	1	2	3	4	5
7. 努力地回避会使您想起此事的活动、谈话、地点或人物。	1	2	3	4	5
8. 忘记了此事中的重要部分。	1	2	3	4	5
9. 对生活中的一些重要活动，如工作、业余爱好、运动或社交活动等，失去兴趣。	1	2	3	4	5
10. 感觉和周围的人隔离开来了。	1	2	3	4	5
11. 感觉情感变得麻木了（例如，感受不到亲切、爱恋、快乐等感觉，或哭不出来）。	1	2	3	4	5

续表

条 目	评 分				
12. 对将来没有远大的设想（例如，对职业、婚姻或儿女没有期望，希望生命早日结束）。	1	2	3	4	5
13. 难以入睡，或睡眠很浅。	1	2	3	4	5
14. 容易被激怒或一点小事就大发雷霆。	1	2	3	4	5
15. 很难集中注意力。	1	2	3	4	5
16. 变得很警觉或觉得没有安全感（例如，经常巡视你的周围，检查异常声音，检查门窗）。	1	2	3	4	5
17. 容易被突然的声音或动作吓得心惊肉跳。	1	2	3	4	5

量表2 创伤后应激障碍自评量表（PTSD-SS）

1=一点也不，2=有一点，3=中度的，4=相当程度的，5=极度的。

条 目	评 分				
灾害对精神的打击	1	2	3	4	5
想起灾害恐惧害怕	1	2	3	4	5

续表

条　　目	评　　分				
脑子里无法摆脱灾害时发生的情景	1	2	3	4	5
反复考虑与灾害相关的事情	1	2	3	4	5
做噩梦时，梦见有关灾害的事情	1	2	3	4	5
灾害后兴趣减少了	1	2	3	4	5
看到或者听到与灾害有关的事情，担心灾害再度发生	1	2	3	4	5
变得与亲人感情疏远	1	2	3	4	5
努力控制与灾害相关的想法	1	2	3	4	5
对同事（学）、朋友变得冷淡	1	2	3	4	5
紧张过敏或易受惊吓	1	2	3	4	5
睡眠障碍	1	2	3	4	5
内疚或有罪感	1	2	3	4	5
学习或者工作受影响	1	2	3	4	5
注意力不集中	1	2	3	4	5
回避灾难发生时的情景或活动	1	2	3	4	5
烦躁不安	1	2	3	4	5
出现虚幻，感觉灾害似乎会再度发生	1	2	3	4	5
心悸、出汗、胸闷等不适	1	2	3	4	5
无原因的攻击冲动行为	1	2	3	4	5

续表

条　目	评　分				
悲观失望	1	2	3	4	5
遗忘某些环节	1	2	3	4	5
易激怒、好发脾气	1	2	3	4	5
记忆力下降	1	2	3	4	5

量表 3　　　　事件影响量表（IES-R）

下面是人们在经历过有压力的生活事件刺激之后所体验到的一些困扰，请您仔细阅读每个题目，按照自己在最近一周内的体验，说明这件事对你有多大影响，影响分 5 级：一点没有 = 0，很少出现 = 1，有时出现 = 2，常常出现 = 3，总是出现 = 4。

条　目	评　分				
我感觉我易受刺激、易发怒。	0	1	2	3	4
每当想起那件事或其他事情使我记起他的时候，我会尽量避免使自己心烦意乱。	0	1	2	3	4
即使我不愿意去想那件事，也会想起他。	0	1	2	3	4
我感觉那件事好像不是真的，或者从未发生过。	0	1	2	3	4

续表

条　　目	评		分		
我设法远离一切能使我记起那件事的事。	0	1	2	3	4
有关那件事的画面会在我的脑海里突然出现。	0	1	2	3	4
我感觉自己神经过敏,易被惊吓。	0	1	2	3	4
我努力不去想那件事。	0	1	2	3	4
我觉察到我对那件事仍有很多感受,但我没有去处理它们。	0	1	2	3	4
我对那件事的感觉有点麻木。	0	1	2	3	4
我发现我的行为和感觉,好像又回到了那个事情发生的时候那样。	0	1	2	3	4
我难以入睡。	0	1	2	3	4
我因那件事而有强烈的情感波动。	0	1	2	3	4
我想要忘记那件事。	0	1	2	3	4
我感觉自己难以集中注意力。	0	1	2	3	4
令我想起那件事的事物会引起我身体上的反应,如出汗、呼吸困难、眩晕和心跳。	0	1	2	3	4
我曾经梦到过那件事。	0	1	2	3	4

续表

条　　目	评　　分
我感觉自己很警觉或很戒备。	0　1　2　3　4
我尽量不提那件事。	0　1　2　3　4

量表 4　突发性公共卫生事件心理问卷（PQEEPH）

0＝没有，1＝轻度，2＝中度，3＝重度。

	条　　目	评　　分
第一部分	担心自己和家人被感染	0　1　2　3
	对异性不再像从前那样注意	0　1　2　3
	反复洗手，擦洗东西，但总觉得不够干净	0　1　2　3
	感到没有精神，脑子变迟钝，注意力不集中	0　1　2　3
	感到心跳加快，出汗，脸红	0　1　2　3
	精力比以前差，且精神不易恢复	0　1　2　3
	没有食欲，体重明显减轻	0　1　2　3
	脑子不如以前灵活了	0　1　2　3
	碰到与突发性公共事件相关的事情，就觉得害怕，心跳加快	0　1　2　3

续表

	条　目	评		分	
第一部分	有头晕、心慌、腹胀、便秘或腹泻等症状	0	1	2	3
	头疼，浑身肌肉酸痛	0	1	2	3
	有种不祥的预感	0	1	2	3
	在人群聚集的地方特别是医院附近，感到提心吊胆，紧张不安	0	1	2	3
第二部分	对什么都不感兴趣	0	1	2	3
	非常在意身体上出现的任何不舒服	0	1	2	3
	出现与突发性公共卫生事件相关的症状，怀疑自己已经被感染	0	1	2	3
	胡思乱想而无法控制	0	1	2	3
	尽量不去医院或人群聚集的地方，与人接触时，也总戴着口罩	0	1	2	3
	觉得烦恼，容易发脾气	0	1	2	3
	觉得自己很没用	0	1	2	3
	明知道无济于事，但无法控制地反复考虑、反复洗手	0	1	2	3
	去医院看病确定自己是不是已经被感染	0	1	2	3
	睡眠不好（入睡困难、多梦，醒后不解乏，睡眠节律紊乱）	0	1	2	3

续表

	条 目	评 分			
第二部分	无法控制过分的紧张害怕	0	1	2	3
	想—死了之	0	1	2	3
	想到与突发性公共卫生事件有关的东西，就没有心思干别的事情	0	1	2	3

量表 5　　　　**PHQ-4 焦虑抑郁快查量表**

在过去的两周里，您感觉自己被以下症状所困扰的频率是?

在过去的两周里，您	完全没有	有过几天（≤7）	超过一半天数（>7）	几乎每天
PHQ1. 我做事情缺乏兴趣和乐趣	0	1	2	3
PHQ2. 我情绪低落、抑郁或无望	0	1	2	3
GAD1. 感到不安、担心及烦躁	0	1	2	3

续表

在过去的两周里，您	完全没有	有过几天（≤7）	超过一半天数（>7）	几乎每天
GAD2. 不能停止或无法控制担心	0	1	2	3

两组题目分别评分，每项评分 1~3 分，两项之和 3 分以上为筛查阳性。

量表 6　社会功能缺陷筛选量表（SDSS）

指导语：以下是一些简单的问题，目的是了解某某（受检者）在家中和工作单位的一些情况，他（她）能不能做到他（她）应该做的，在这些方面是否存在问题或困难。

	无缺陷	有些缺陷	严重缺陷	不适合
1. 职业和工作	0	1	2	3
2. 婚姻职能	0	1	2	3
3. 父母职能	0	1	2	3
4. 社会性退缩	0	1	2	3
5. 家庭外的社会活动	0	1	2	3
6. 家庭内活动过少	0	1	2	3

续表

	无缺陷	有些缺陷	严重缺陷	不适合
7. 家庭职能	0	1	2	3
8. 个人生活自理	0	1	2	3
9. 对外界的兴趣	0	1	2	3
10. 责任心和计划	0	1	2	3

量表 7　　自杀风险评估量表（NGASR）

（咨询师初诊时评定）	有	无
1. 绝望感	1	0
2. 近期负性生活事件	1	0
3. 被害妄想或有被害内容的幻听	1	0
4. 情绪低落/兴趣丧失或愉快感缺乏	1	0
5. 人际和社会功能退缩	1	0
6. 言语流露自杀意图	1	0
7. 计划采取自杀行动	1	0
8. 自杀家族史	1	0
9. 近亲人死亡或重要的亲密关系丧失	1	0
10. 精神病史	1	0
11. 鳏夫/寡妇	1	0

续表

（咨询师初诊时评定）	有	无
12. 自杀未遂史	1	0
13. 社会-经济地位低下	1	0
14. 饮酒史或酒精滥用	1	0
15. 罹患晚期疾病	1	0

时间： 年 月 日

量表评分标准：

≤5分为低自杀风险；6~8分为中自杀风险；9~11分为高自杀风险；12分为极高自杀风险。